Awai Cheung



# DIE QI FORMEL

## für ein langes und gesundes Leben

Awai Cheung

# DIE QI FORMEL

## für ein langes und gesundes Leben

Die **5** Säulen der chinesischen Heilkunst

riva

**Bibliografische Information der Deutschen Nationalbibliothek:**
Die Deutsche Nationalbibliothek verzeichnet diese Publikation in der Deutschen Nationalbibliografie. Detaillierte bibliografische Daten sind im Internet über http://d-nb.de abrufbar.

**Für Fragen und Anregungen:**
info@rivaverlag.de

**Wichtiger Hinweis**
Dieses Buch ist für Lernzwecke gedacht. Es stellt keinen Ersatz für eine individuelle medizinische Beratung dar und sollte auch nicht als solcher benutzt werden. Wenn Sie medizinischen Rat einholen wollen, konsultieren Sie bitte einen qualifizierten Arzt. Der Verlag und der Autor haften für keine nachteiligen Auswirkungen, die in einem direkten oder indirekten Zusammenhang mit den Informationen stehen, die in diesem Buch enthalten sind.

Originalausgabe
1. Auflage 2019

Nymphenburger Straße 86
D-80636 München
Tel.: 089 651285-0
Fax: 089 652096



Redaktion: Simone Fischer
Umschlaggestaltung: Manuela Amode
Umschlagabbildungen: Foto Harry Schnitger, Illustrationen shutterstock.com/Daiquiri, wow.subtropica, Elina Li, Olga_C
Fotos: alle Bilder von Harry Schnitger außer S. 6, 20, 52, 165 Awai Cheung, 11 shutterstock/Bignai, 16 shutterstock/Beretta99, 32 iStock/superjoseph, 35 iStock/chinaview, 41 iStock/ctktiger1018, 43 shutterstock/Tweesap, 45 shutterstock/LStockStudio, 49 iStock/dam_point, 54 shutterstock/Salvacampillo, 58 iStock/enviromantic, 84, 145u shutterstock/Antonio Guillem, 85u, 131u shutterstock/Vladimir Gjorgiev, 110o iStock/AndreyPopov, 110u shutterstock/Dan Kosmayer, 111o iStock/deepblue4you, 120o, 131o shutterstock/MASTER PHOTO 2017, 120u shutterstock/Dragon_Fly, 121o shutterstock/smallblackcat, 121u shutterstock/Monika Wisniewska, 130o shutterstock/Rungnapa4289, 130u shutterstock/B-D-S Piotr Marcinski, 144 shutterstock/Funstock, 145o iStock/mediaphotos, 173 Andreas Roebel
Illustrationen: S. 23–29 shutterstock/ellepigrafica, 31 shutterstock/sunday pictures, 162 shutterstock/tristan tan, 162 shutterstock/seamuss
Satz: Daniel Förster, Belgern
Druck: Florjancic Tisk d. o. o., Slowenien
Printed in the EU

ISBN Print 978-3-7423-0947-1
ISBN E-Book (PDF) 978-3-7453-0574-6
ISBN E-Book (EPUB, Mobi) 978-3-7453-0575-3

# Inhalt

# Vorwort

Gesundheit, Wohlbefinden, Lebenskraft und geistige Klarheit – sie gehören zu den sehnlichsten Wünschen der Menschen aller Kulturen. Wer träumt nicht von einem glücklichen und aktiven Leben in bester Gesundheit und voller Energie bis ins hohe Alter? Viele fragen sich, ob sie in zehn oder gar zwanzig Jahren so fit sein werden wie jetzt. Was muss man dafür aktiv tun?

Viele Teilnehmer meiner Gesundheitsseminare sind an einem Punkt angelangt, an dem ein »So-weiter-Machen« perspektivisch nicht mehr funktioniert: 80 Prozent leiden unter ständigem Termindruck und sind rund um die Uhr auf allen digitalen Kanälen erreichbar. Es bleibt keine Zeit mehr zum Durchatmen, sie fühlen sich erschöpft, müde und angespannt, sollen aber dennoch leistungsfähig und konzentriert den Alltag bewältigen. Im Zeitalter der Digitalisierung, in dem sich die Arbeitsprozesse durch Homeoffice, Co-Working und Telearbeit ändern und die Grenze zwischen Arbeit und Freizeit zunehmend aufweicht, ist aber die Balance von Körper, Geist und Seele wichtiger denn je. Bleiben Sie gesund und beweglich – jetzt und in der Zukunft!

Ich zeige Ihnen, wie Sie durch die Stärkung Ihrer Lebensenergie Qi Ihr Wohlbefinden effektiv verbessern können – in kleinen Schritten und mit

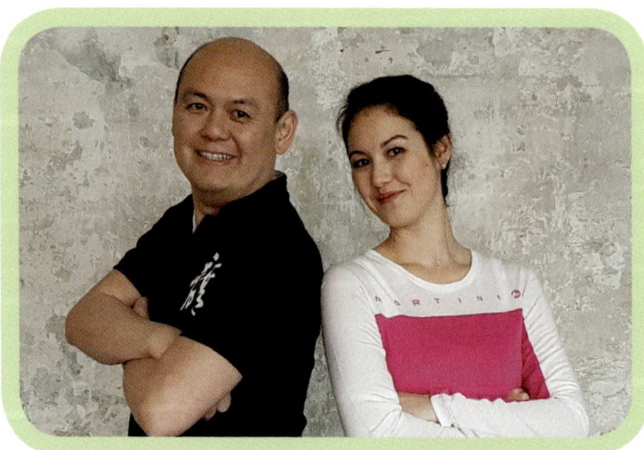

Die Übungen zeige ich Ihnen zusammen mit meiner Tochter Mei Li.

leicht nachvollziehbaren, praxisnahen Übungen für Zuhause, das Büro oder unterwegs. Dabei hilft Ihnen meine Qi-Formel für mehr Energie und Gelassenheit. Auf Grundlage des traditionellen chinesischen Qigong und jahrzehntelanger Praxis habe ich die Übungen für mein Qi-Fitness-Programm vereinfacht, modifiziert und zu meinem eigenen Stil weiterentwickelt. Lernen Sie die Qi-Basics sowie nützliche Akupressurtechniken kennen, um für die täglichen Herausforderungen im Beruf und Alltag besser gewappnet zu sein. Die erprobten Energie-Übungen helfen, Verspannungen vorzubeugen, Rückenschmerzen zu lindern oder Ihr Immunsystem nachhaltig zu stärken. Außerdem finden Sie viele Anregungen zur Verbesserung Ihrer Körperwahrnehmung und Selbstreflexion.

Durch regelmäßiges Training können Sie nicht nur Kraft aufbauen, sondern auch innere Ruhe und Gelassenheit üben – allein oder auch zusammen mit einem Partner. Spezielle Partnerübungen oder Trainingseinheiten mit Bällen sorgen für Abwechslung. Für Qi-Fitness benötigen Sie keine sportlichen Kenntnisse und Fähigkeiten. Die Übungen eignen sich für alle, die Spaß an Bewegung und Koordination mitbringen, vom Teenager bis zum Silver-Ager.

So können Sie das Buch optimal nutzen: Im ersten Teil erhalten Sie einen Einblick in die Grundlagen der chinesischen Medizin und in die Qi-Formel. Der zweite Teil widmet sich gänzlich der Praxis – mit Qi-Fitness-Übungen für Anfänger und Fortgeschrittene und zusätzlichen Akupressurtipps. Verwenden Sie das Buch wie ein Regal: Wählen Sie täglich aus dem Programm diejenigen Übungen, die Ihnen je nach persönlichem Bedarf geeignet scheinen. Sie können es von Anfang bis Ende lesen oder sich gezielt einzelne Abschnitte vornehmen.

»Ein entspannter Mensch ist ein gesunder Mensch«, lautet eine chinesische Weisheit. In diesem Sinne wünsche ich Ihnen viel Erfolg beim Ausprobieren der Übungen und hoffe, dass sie Ihnen helfen, Ihren Alltag entspannter und gelassener zu meistern.

*Awai Cheung*

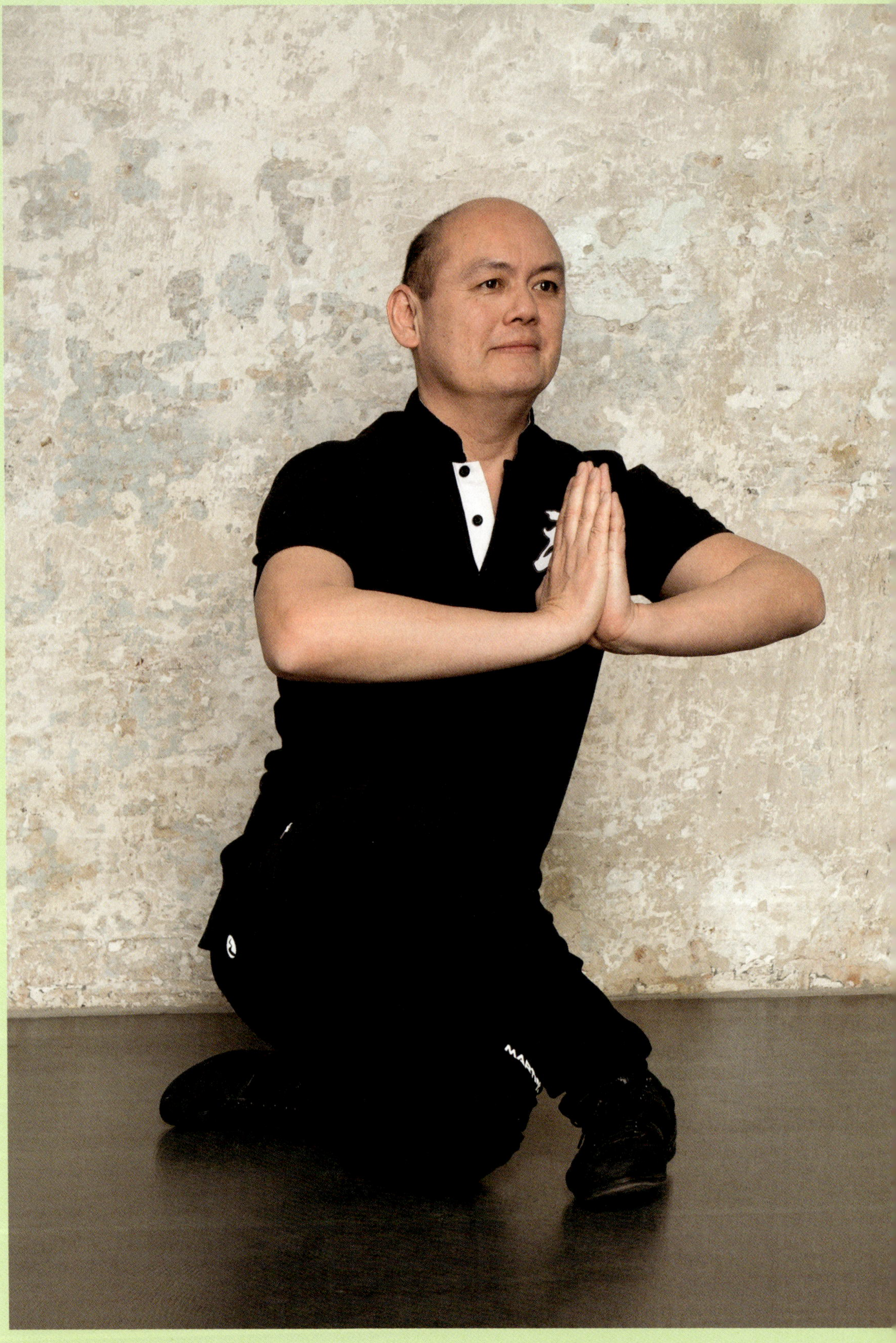

# 1

# Die Gesundheit der Asiaten

»Der Mensch [...] opfert seine Gesundheit, um Geld zu machen. Dann opfert er sein Geld, um seine Gesundheit wiederzuerlangen. Und dann ist er so ängstlich wegen der Zukunft, dass er die Gegenwart nicht genießt; das Resultat ist, dass er nicht in der Gegenwart lebt; er lebt, als würde er nie sterben, und dann stirbt er und hat nie wirklich gelebt.«

*Dalai Lama*

## East meets West

Gesundheit hat eine wichtige Bedeutung – überall auf der Welt. Die Lebenserwartung der Bevölkerung steigt weiter an. Um aber auch im Alter gesund und fit zu bleiben, müssen wir pfleglich mit unserer Gesundheit und unserem Körper umgehen. Je früher, desto besser.

Was bedeutet Gesundheit in China? Was unterscheidet die jahrtausendealte chinesische Medizin von der westlichen Schulmedizin? Können beide »Systeme« miteinander harmonieren oder bilden sie Gegensätze, die nicht vereinbar sind?

**»Wer glaubt, keine Zeit für seine körperliche Fitness zu haben, wird früher oder später Zeit zum Kranksein haben müssen. Für was hast du dich entschieden?«**
***Chinesische Weisheit***

Um es vorweg zu nehmen: Asiaten stehen genauso wie Europäer unter Erfolgsdruck und Stress. Wer kennt nicht die Bilder von überfüllten U-Bahnwaggons in Japan, in die sich die Menschenmassen drängen? Das Bahnpersonal schiebt und drückt, bis sich endlich die Türen schließen. Drinnen wird weder gesprochen noch über die Enge geklagt. Die Pendler haben sich mit der Situation arrangiert. Mancher nutzt die Fahrzeit für ein kurzes Schläfchen – denn der Mittagsschlaf gehört in Asien zum Alltag, um wieder Kräfte zu tanken und den Schlafmangel auszugleichen.

Um während des Tages Energie zu tanken, hilft aber nicht nur eine Schlafpause, sondern vor allen Dingen aktive Bewegung. Als ich vor einigen Jahren beruflich nach Asien reiste, beobachtete ich einen Busfahrer in seinem Führerhäuschen, der in seiner Pause allein sehr fröhlich und ausgelassen tanzte. Ihm schien es nichts auszumachen, dass er von Passanten auf dem Parkplatz beobachtet wurde. Der Tanz auf seinen zwei Quadratmetern war für ihn eine Möglichkeit, sich aktiv zu bewegen und zu entspannen, bevor er wieder stundenlang sitzen musste – ein Mini-Fitnessprogramm auf kleinstem Raum, in der Enge eines Busses. Für mich war dies wieder einmal ein Beweis dafür, dass man Bewegung auch unter vermeintlich schlechten Bedingungen in seinen Alltag integrieren kann. Man muss es nur wollen und tun. Um fit zu bleiben, muss man den mentalen Schalter umdrehen und sich die Zeit nehmen – für ein Workout statt für ein Burn-out.

In einem Park in Vietnam trainieren beispielsweise viele junge und ältere Menschen Qigong, Fächertanz oder Tai-Chi oder üben an öffentlich zugänglichen Sportgeräten. Dort gibt es Räder mit Griffen, an denen man durch Kurbelbewegungen seine Armmuskulatur und den Schulterbereich trainieren kann, gebogene Bänke zum Üben von Sit-ups oder Schaukeln, in denen man mit beiden Beinen hin- und herschwingt. Das »Sportstudio« im Park dient aber nicht nur der körperlichen Ertüchtigung. Es ist auch ein sozialer Treffpunkt, wo Menschen zusammenkommen können und Gemeinschaft erleben. Die Leute wirkten alle zufrieden, gesund und glücklich. Dies beobachtete ich auch in China. Dort gehört das morgendliche Üben von Tai-Chi oder Qigong zum Alltag. Beliebt ist auch der chinesische Fitnesstanz im Park, bei dem sich insbesondere Senioren zu moderner oder traditioneller Musik nach festgelegten Choreografien bewegen.

Bewegung wirkt sich positiv auf unsere Gesundheit aus. Sie baut Stress ab und hat zudem noch einen guten Nebeneffekt, denn sie steigert die Lebensfreude und das Wohlbefinden. Dies hat auch damit zu tun, dass Hormone wie Endorphine, Serotonin und Dopamin ausgeschüttet werden.

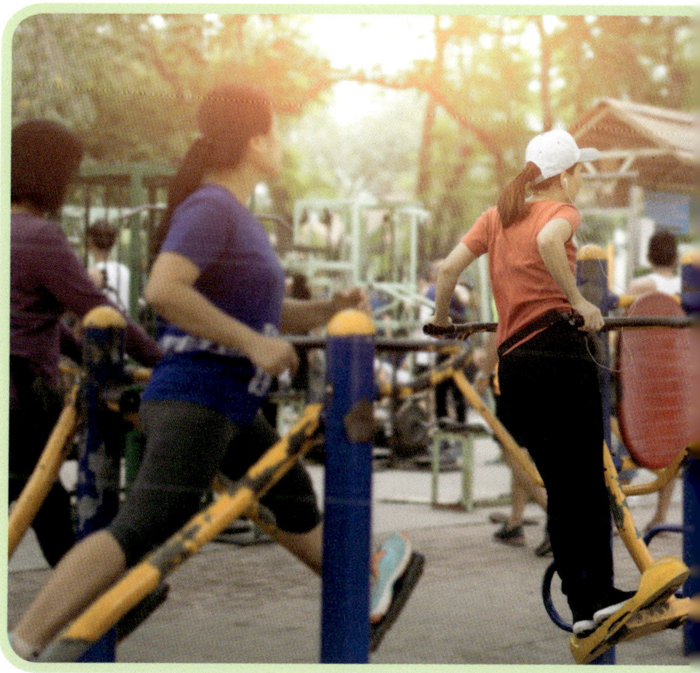

In Asien werden schon frühmorgens die Möglichkeiten genutzt, um sich zu bewegen und aktiv in den Tag zu starten.

Im Westen definiert die Weltgesundheitsorganisation (WHO) in ihrer Satzung Gesundheit folgendermaßen: »Gesundheit ist ein Zustand vollkommenen körperlichen, geistigen und sozialen Wohlbefindens und nicht nur die Abwesenheit von Krankheit und Gebrechen.«

## Traditionelle Chinesische Medizin und westliche Schulmedizin

In der Traditionellen Chinesischen Medizin (TCM) bedeutet Gesundheit ausgewogene Lebensenergie, die Harmonie von Yin und Yang und im Einklang mit der Natur zu sein. Der Mensch wird ganzheitlich, also als Einheit, betrachtet. Der Mensch ist gesund, wenn er in Harmonie mit der Natur und dem Kosmos lebt. Krankheiten entstehen, wenn dieses Gleichgewicht gestört ist.

Gesund ist man, wenn Qi, die vitale Lebensenergie oder Urkraft, im Körper ungehindert fließen kann. Gesundheit ist also mehr als die Abwesenheit von Krankheit. Eine gesunde Lebensweise beinhaltet aktives, selbstverantwortliches vorbeugendes Handeln. Durch einen gesundheitsfördernden Lebensstil soll man länger fit und ausgeglichen bleiben und sein Qi stärken. Hierzu zählt neben der Kultivierung von Körper, Geist und Seele auch eine ausgewogene Ernährung.

Die chinesische Medizin legt traditionell ein besonderes Augenmerk auf die Gesundheitsvorsorge. Schon die Ärzte im antiken China wurden an der Vermeidung von Krankheiten gemessen. Sie wurden verehrt, wenn sie anfängliche Beschwerden früh erkannten und durch Suppen, Tinkturen, Akupressur oder Akupunktur frühzeitig bekämpften, bevor sich der Zustand des Patienten verschlimmern konnte. Die Aufgabe des Arztes bestand darin, die Blockaden im Körper zu lösen und das Qi wieder fließen zu lassen. »Die Weisen heilen, was noch nicht krank ist« oder »Nur ein Kranker wird krank«, heißt es daher im chinesischen Volksmund.

Huang Di, der Gelbe Kaiser, beschrieb Gesundheit als einen Zustand von Harmonie der inneren und äußeren Faktoren: »Gesundheit und Wohlbefinden könnt ihr nur erlangen, wenn euer Geist in der Mitte ruht, wenn ihr eure Energie nicht vergeudet und den Fluss von Qi und Blut konstant haltet, wenn ihr euch den jahreszeitlichen Veränderungen und den jährlichen makrokosmischen Einflüssen anpasst und vorbeugend euer Selbst nährt.« [Huangdi Nei Jing: *Der innere Klassiker des gelben Kaisers*, 221 v. Chr.]

Die chinesische Medizin und die Schulmedizin unterscheiden sich auch bei den Diagnoseverfahren. Der chinesische Arzt versucht, durch ein ganzheitliches Verständnis dem Ungleichgewicht des Patienten auf den Grund zu gehen. Wie ist der allgemeine Lebensstil? Wie ist der Tagesablauf? Wie ernährt sich der Patient? Wie sind die Schlafgewohnheiten? Wie ist das emotionale Befinden? Wie ist der Stuhlgang? Fragen, die wichtig sind, um ein ganzheitliches Bild des Patienten zu erstellen. Die TCM-Ärzte nutzen außerdem die Puls-, Zungen- und Gesichtsdiagnostik. Eine rosafarbene Zunge ohne Belag deutet beispielsweise auf einen gesunden Organismus hin, Augenringe hingegen auf einen Mangel an Nieren-Qi.

Das theoretische Grundgerüst der chinesischen Heilkünste basiert auf den fünf Elementen und dem Prinzip von Yin und Yang. Zudem gehen die Chinesen von einem Energieleitbahnsystem – dem Meridiansystem – im Körper aus. Diese Theorie beschreibt ein Netz aus Energieleitbahnen, die für die chinesischen Heilmethoden wie zum Beispiel Akupunktur oder Massagen die Grundlage bilden. In der Anatomie sind diese Leitbahnen naturwissenschaftlich nicht eindeutig nachweisbar. Dennoch: Durch die Kirlianfotografie gibt es Ansätze, die Leitfähigkeit der Meridiane in den Fingerkuppen und Zehen durch hochfrequente Hochspannungsfotografie sichtbar zu machen.

Die Denkmodelle und Behandlungsmethoden der westlich-naturwissenschaftlichen und der asiatischen Medizin unterscheiden sich in vielen Aspekten. Die chinesische Medizin will Krankheiten vorbeugen und die Gesundheit pflegen und greift ein, bevor Krankheiten entstehen. Dennoch gilt auch in China: Die chinesischen Ärzte studieren parallel zur TCM die westliche Medizin.

Schulmedizin oder chinesische Medizin – muss man sich nun für eine Seite entscheiden? Oder ist es nicht vielmehr der Brückenschlag zwischen dem Westen und Fernost, der auch zukünftig eine größere Rolle spielen wird? An der Berliner Charité werden die Wirkstoffe asiatischer Pflanzen erforscht, die Universität Erlangen hat den Erfolg von Akupunktur bei Bluthochdruck nachgewiesen. Der Trend geht zu alternativen Heilmethoden als zusätzliche Möglichkeit, wenn die Schulmedizin ins Stocken gerät.

Im September 2017 nahm ich an einem Seminar in Weinheim teil. Plötzlich bekam ich einen permanenten Schluckauf, der während der darauffolgenden drei Tagen anhielt. Am ersten Tag klopfte ich alle relevanten Akupressurpunkte – leider ohne Erfolg. Am zweiten Tag suchte ich eine Allgemeinärztin auf und bekam Tabletten verschrieben, die ich dann aber nicht schluckte, nachdem ich mir den Beipackzettel mit den vielen Nebenwirkungen durchgelesen hatte. Nach dem letzten Seminartag fuhr ich zu Freunden und fragte, ob es im Ort einen TCM-Arzt gäbe, der auch an einem Samstag Sprechstunde hatte. Tatsächlich hatte eine Praxis geöffnet und ich vereinbarte sofort einen Termin. Als ich der Ärztin gegenübersaß und ihr von meinem Leiden erzählte, nahm sie sich eine Stunde Zeit für mich. Nach der Anamnese wandte sie eine Art Osteopathie an, zeigte mir einige Qigong-Übungen und setzte abschließend im linken Ohr Dauernadeln. Nach einer Stunde war mein Schluckauf verschwunden. Wie erleichtert ich war, brauche ich sicher nicht zu beschreiben.

Die Schulmedizin ist sehr wichtig. Auch ich lasse mich in erster Linie schulmedizinisch behandeln. In diesem Fall war es nun die TCM, die erfolgreich meinen Schluckauf bekämpfen konnte. Eine Kombination von Schulmedizin und TCM ist aus meiner Sicht zu begrüßen und sinnvoll. Vereinzelt gibt es in Deutschland einige Kliniken, in denen beide Medizinsysteme kooperieren. Die chinesische Heilkunst sollte daher nicht als Alternative für die Schulmedizin betrachtet werden, sondern als eine gute Ergänzung – die sehr wirkungsvoll sein kann.

| WESTLICHE SCHULMEDIZIN | TRADITIONELLE CHINESISCHE MEDIZIN |
|---|---|
| Basiert auf Naturwissenschaften | Basiert auf Tradition, Yin und Yang, Qi, Meridiansystem, Fünf-Elemente-Theorie |
| Logik und Analyse | Erfahrung und Intuition |
| Behandlung der erkrankten Organe | Behandlung der Ursachen |
| Äußeres | Inneres |
| Anatomie | Meridiansystem |
| Technische Geräte zur Diagnose wie Röntgen, Ultraschall, MRT | Betrachten, berühren, tasten, fühlen, hören, riechen, Fragen nach dem Lebensstil; Puls-, Zungen- und Gesichtsdiagnose |
| Trennung von Körper und Geist | Ganzheitlichkeit: Körper, Geist und Seele werden als Einheit verstanden |
| Betrachten der Organe, Nerven, Blutkreislauf, Hormone | Betrachten der Symptome und der inneren und äußeren Faktoren |
| Heilung von Krankheiten | Vorbeugung und Linderung von Krankheiten |
| Chirurgie, Medikamente | Heilkräuter, Qigong, Akupunktur, Tuina-Massage, Diätik |

Die chinesische Medizin und die westliche Schulmedizin unterscheiden sich grundsätzlich in den Diagnose- und Heilmethoden.

## Die Bedeutung von Qi

Qi ist der Stoff des Lebens und wird oftmals als »Lebensenergie« übersetzt. Qi ist ein Begriff, der im Chinesischen viele Bedeutungen hat. Qi bedeutet Luft, Dampf, Atem, Wind, aber auch Aura, Kraft oder Energie. Der chinesische Philosoph Laotse bezeichnete Qi als »Materie, die man nicht sieht, wie auch Luft Materie ist, die man nicht sieht.«

Der Begriff beschreibt verschiedene Substanzen und Zustände: den Sauerstoff in der Luft, Vitamine und Mineralstoffe in der Nahrung oder die Gene, die wir von den Eltern erben. Qi durchdringt das ganze Universum. Steine, Erde oder Pflanzen besitzen es. Sogar ein Raum kann über gutes oder schlechtes Qi verfügen. Chaos verbreitet schlechtes Qi – ein aufgeräumtes Büro kann gute Energien erzeugen. Schlechtes Qi äußert sich auch in negativen Emotionen wie Ärger und Wut. Qi fließt durch unseren Körper. Auch wenn man es als Materie nicht sehen kann, so befindet es sich laut der Traditionellen Chinesischen Medizin in der belebten und unbelebten Natur.

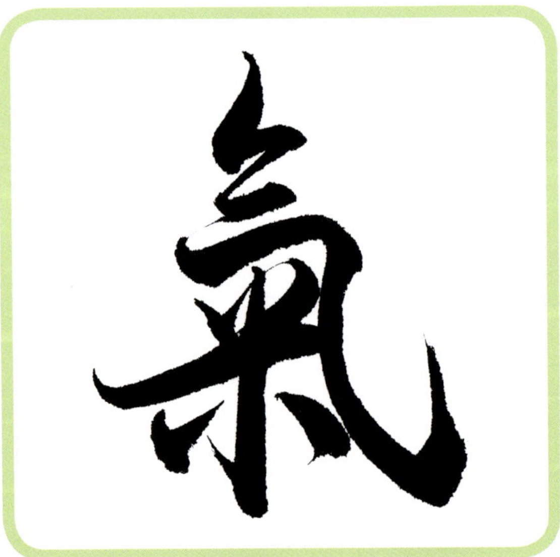

Qi – das chinesische Zeichen für Atem, Energie, Luft, Dampf

Qi hat viele Funktionen: Das körpereigene Qi wird benötigt, um Muskeln zu bewegen, die Körperwärme zu regulieren und die inneren Organe zu erhalten. Wir benötigen es, um zu atmen, zu denken und zu wachsen. Es wandelt Nahrung um und wehrt äußere Einflüsse ab, stärkt also unser Immunsystem. Das eigene Qi kann man stärken, indem man auf Alkohol und Rauchen verzichtet, sich ausreichend bewegt, Spaziergänge an der frischen Luft macht und nicht dauerhaft über die Stränge schlägt. Qi wird nicht nur von äußeren Umwelteinflüssen geprägt, sondern auch vom eigenen inneren Befinden und dem seelischen Zustand.

Körpereigenes Qi wird in drei »Sammelstellen« gespeichert: im oberen Dan Tien zwischen den Augenbrauen, im mittleren Dan Tien in Höhe des Herzens und im unteren Dan Tien zwei Daumenbreit unterhalb des Bauchnabels.

In der chinesischen Medizin und Philosophie bezeichnet Qi die universale Urkraft, die in jeder Naturerscheinung vorhanden ist und Wandlungsprozesse, Wachstum und Erneuerung bewirkt. Ohne Qi gibt es kein Leben, keine Bewegung, kein Wachstum. Über Qi, das wir von außen in Form von Nahrung und Luft aufnehmen, sind wir mit dem Universum verbunden.

## Der Dualismus von Yin und Yang

Damit das Qi fließen kann, ist ein Gleichgewicht von Yin und Yang notwendig. Dieses dualistische Prinzip beschreibt den ständigen Wandel in der Natur anhand von Polaritäten wie Tag und Nacht oder warm und kalt. Bei zu großer Hitze im Sommer bedarf es Kälte, um die Harmonie wiederherzustellen.

**»Was du zusammendrücken willst, das musst du erst richtig sich ausdehnen lassen. Was du schwächen willst, das musst du erst richtig stark werden lassen. Was du vernichten willst, das musst du erst richtig aufblühen lassen. Wem du nehmen willst, dem musst du erst richtig geben.«**
***Laotse***

Das Gleichgewicht von Yin und Yang gilt auch in Bezug auf den menschlichen Körper. So kann gelegentlicher Stress im Beruf anregend wirken. Solange es einen Ausgleich gibt, der zur Entspannung führt, ist dies ein normaler Alltagsprozess, der sogar eine positive Wirkung auf die Gesundheit haben kann. Kann sich der Mensch in einer Ruhephase entspannen, kehrt das Pendel um – die Balance ist wiederhergestellt. Innere

Faktoren und äußere Faktoren sind ausschlaggebend für Wohlbefinden oder Unwohlsein. So können Überanstrengung, Ärger und Bewegungsmangel auf Dauer zum Verlust des harmonischen Gleichgewichts und damit zu einer größeren Anfälligkeit für Zivilisationskrankheiten wie Rückenschmerzen, Burn-out oder Herz-Kreislauf-Problemen führen.

Im 3. Jahrhundert v. Chr. wurde das Yin-Yang-Prinzip mit den fünf Wandlungsphasen verknüpft. Die chinesische Medizin geht von Prozessen aus, die sich in Form von Zyklen in der Natur zeigen. Hierzu zählen die fünf Elemente Metall, Erde, Holz, Feuer und Wasser. Diese erklären den Kreislauf des Lebens: wie alle Erscheinungen in der Natur auseinander hervorgehen und wie sich im zeitlichen Verlauf alles ändert. Die Elemente beeinflussen und kontrollieren sich gegenseitig. Die Fünf steht in der Zahlensymbolik stellvertretend für das Leben. Ein Zyklus entsteht aus den fünf Elementen Wasser, Feuer, Metall, Holz und Erde: Wasser löscht Feuer, Feuer schmilzt Metall, Metall spaltet Holz, Holz einer Pflanze hält in Form von Wurzeln die Erde, die Erde saugt Wasser auf.

Das dualistische Prinzip von Yin und Yang stammt aus dem Taoismus und bedeutet, dass der ständige Wechsel von Yin [Schatten] und Yang [Sonne] verantwortlich dafür ist, dass zyklische Wandlungsprozesse in der Natur, wie Wachstum und Vergehen, stattfinden. Yin und Yang sind Polaritäten, die sich gegenseitig bedingen und voneinander abhängig sind. Yang repräsentiert alle Eigenschaften des Sommers: Helligkeit, Wärme, Bewegung, Aktivität, das Aufwärtsstrebende. Yin steht hingegen für alle Erscheinungen, die man mit der winterlichen Jahreszeit assoziiert: Kälte, Dunkelheit, Passivität, das Absteigende, Innere, das In-sich-Ruhende. Nur wenn Yin und Yang im Gleichgewicht sind, herrschen Eintracht und Ordnung im gesamten Kosmos. Erste Erwähnung findet diese Theorie im Orakelbuch *I-Ging*, dem Buch der Wandlungen.

Alles in der Natur hat einen »Gegenspieler«. Yin und Yang sind komplementäre Pole, die aufeinander wirken, sich ergänzen und kontrollieren. Heißes braucht Kaltes, Kälte braucht Wärme. Yin und Yang beschreibt das Wechselspiel und keine festen Zustandsformen. Es gibt kein absolutes

| YIN | YANG |
| --- | --- |
| Winter | Sommer |
| unten | oben |
| Nacht | Tag |
| Kälte | Wärme |
| Erde | Himmel |
| weich | hart |
| Wasser | Berge |
| schwarz | weiß |
| Frau | Mann |
| absteigend | aufsteigend |
| passiv | aktiv |

Das Prinzip von Yin und Yang ist eine der wichtigsten Grundtheorien der chinesischen Philosophie. Yin und Yang sind gegensätzliche kosmische Kräfte, die sich anziehen, gegenseitig kontrollieren und aufeinander einwirken. Sie ergänzen sich als harmonische Einheit.

Yang oder Yin. In jedem Yang gibt es ein Teil Yin und in jedem Yin ein Teil Yang. Das Konzept erklärt Naturphänomene, die sich anziehen und gegenseitig beeinflussen. Nach ihnen werden alle Erscheinungsformen in der Natur eingeteilt.

## Der Einfluss von Ying und Yang auf die Gesundheit

Yin-Yang-Elemente werden auch dem menschlichen Organismus zugeordnet. Nach chinesischer Vorstellung verfügt die obere Hälfte des Körpers über mehr Yang, die untere über mehr Yin. Die vorderen Partien des Menschen entsprechen dem schwächeren Yin, die Rückseite dem stärkeren Yang. Auch die inneren Organe werden in Yin- und Yang-Organe unterteilt: Hohlorgane wie Magen, Darm und Gallenblase sind Yang-Organe. Vollorgane wie Herz, Leber, Milz, Lunge und Nieren zählen zu den Yin-Organen.

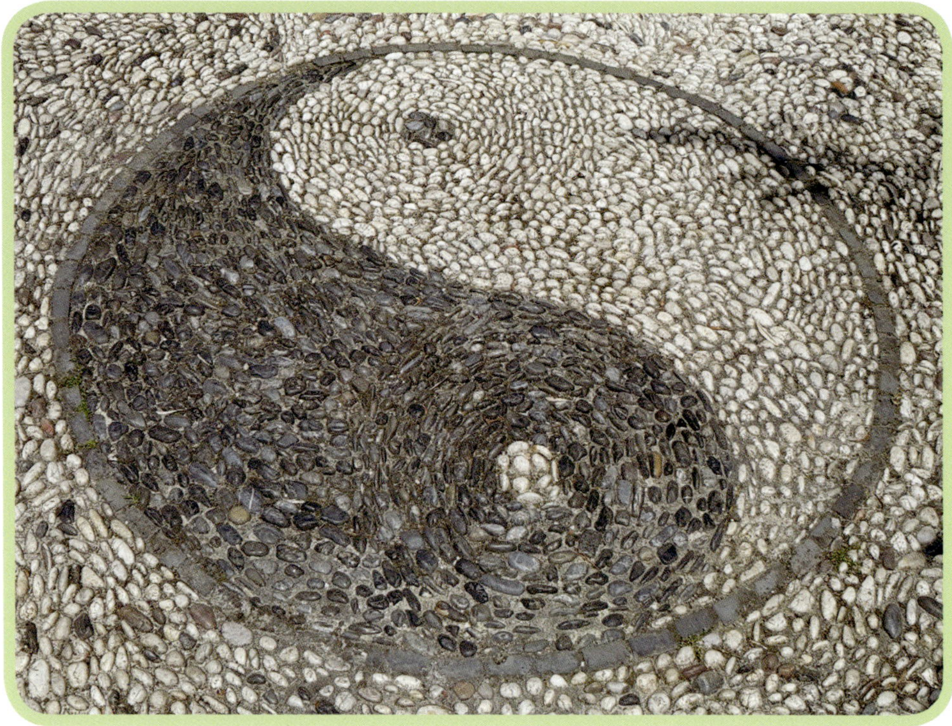

Das Yin-Yang-Symbol

- **Yang-Organe:** Magen, Dünn- und Dickdarm, Blase, Gallenblase, Dreifach-Erwärmer
  Funktion: Nahrung verdauen und Nährstoffe transportieren

- **Yin-Organe:** Herz, Leber, Milz, Lunge, Nieren
  Funktion: Speicherung, Transformation und Regulation von Körperflüssigkeiten und Qi

Durch einen Mangel oder einen Überschuss von Yin oder Yang im menschlichen Körper können Krankheiten entstehen. Um gesund zu bleiben, müssen Yin und Yang in Einklang gebracht werden, die Balance ist die Voraussetzung für einen funktionierenden Organismus. Ist es im Sommer zu heiß, benötigt der Mensch Abkühlung. Ist es im Winter sehr kalt, muss man den Körper erwärmen.

Gesundheit bedeutet Harmonie. Ohne eine gute Balance und ein Gleichgewicht des Qi ist der Körper anfällig und schutzlos und neigt zu Krankheiten. Wir müssen auf unseren Körper und auf seine Signale achten, ihn stärken und helfen, ihn auf Dauer widerstandsfähiger zu machen – indem wir das Wohlbefinden und die Harmonie im Körper fördern. Deshalb brauchen wir ausreichend Entspannung und Gelassenheit (Yin), aber auch Antrieb und Bewegung (Yang). Ein gutes Mittelmaß, ganz im Sinne von Konfuzius, ist hier das Ideal.

Das bekannte kreisförmige Tai-Chi-Symbol symbolisiert die harmonische Einheit von Yin und Yang. Früher wurde Yin auch mit dem weißen Tiger und Yang mit dem feurigen Drachen versinnbildlicht.

## Die Meridianlehre

Stau auf der Autobahn, zähfließender Verkehr und überall Baustellen: Die freie Fahrt ist unterbrochen und Sie kommen zum Stehen oder fahren nur noch Stop-and-go. So kann der Verkehr einfach nicht fließen. Ähnlich ist es mit dem Fluss des Qi. Die Energie durchströmt unseren Körper auf einem Netz von »Energiekanälen«, das man als Meridiansystem bezeichnet. Die Meridiane sind quasi die »Autobahnen«. Qi kann über dieses innere Leitsystem alle Stellen des menschlichen Körpers erreichen und eine Verbindung zu den inneren Organen herstellen.

> **»Die menschliche Natur gleicht einem Wasserstrudel. Öffnet man ihm einen Ausweg nach Osten, so fließt das Wasser ostwärts, öffnet man ihm einen Weg nach Westen, so fließt es westwärts.«**
> ***Mengzi***

Schmerz wird in der chinesischen Medizin als »Schrei nach fließender Energie« definiert. Wenn die Energie in den Leitbahnen nicht fließen kann, dann entstehen Blockaden und dies bewirkt beispielsweise Verspannungen oder Schmerzen. Die Lebensenergie Qi ist aus Sicht der TCM dann unterbrochen und der harmonische Fluss nicht mehr möglich. Gesundheit bedeutet, wenn Körper und Geist im Gleichgewicht sind und das Qi frei durch die Meridiane fließt.

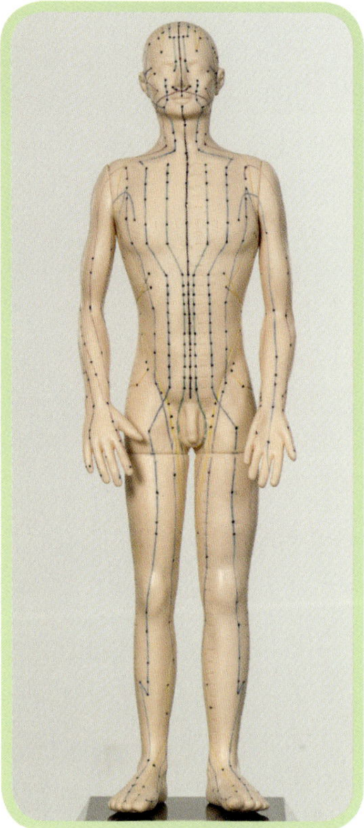
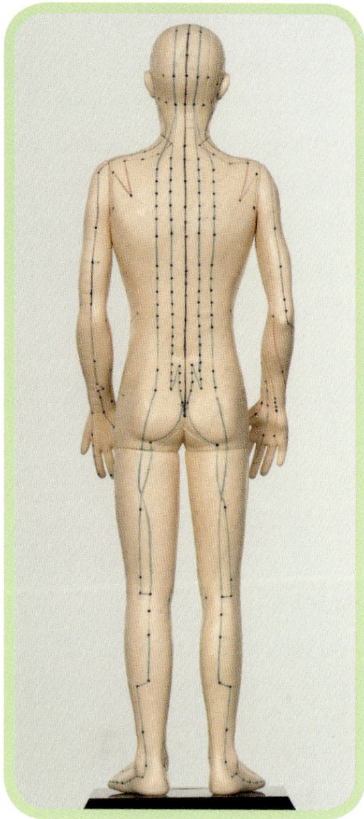

Darstellung der Energieleitbahnen im menschlichen Körper

## Die zwölf Hauptmeridiane

Es gibt zwölf Hauptmeridiane mit mehr als 365 Akupunkturpunkten. Jedem Organ wird ein Meridian zugeordnet. Darüber hinaus gibt es noch weitere Nebenmeridiane. Zu den Sondermeridianen zählen das Lenker- und Dienergefäß, da beide die Hauptmeridiane nicht kreuzen. Auf den Meridianen befinden sich »Energietore«, die man Akupunkturpunkte nennt. Werden diese Punkte mit Akupunkturnadeln gereizt, können einzelne Organe stimuliert werden. Akupunktur hilft dabei, Heilprozesse zu fördern und die Blockaden im Qi-Fluss aufzuheben. Bei Rücken- und Knieschmerzen übernehmen in der Regel die gesetzlichen Krankenkassen die Kosten für die Akupunktur.

## Der Lungenmeridian (LU)

Der Lungenmeridian hat elf Punkte und beginnt bei Lunge 1, unterhalb des Schlüsselbeins. Er verläuft an der Arminnenseite über die Ellbogenfalte LU 5 abwärts in Richtung Handgelenk zu LU 9 und endet an der äußeren Seite der Daumenkuppe mit LU 11.

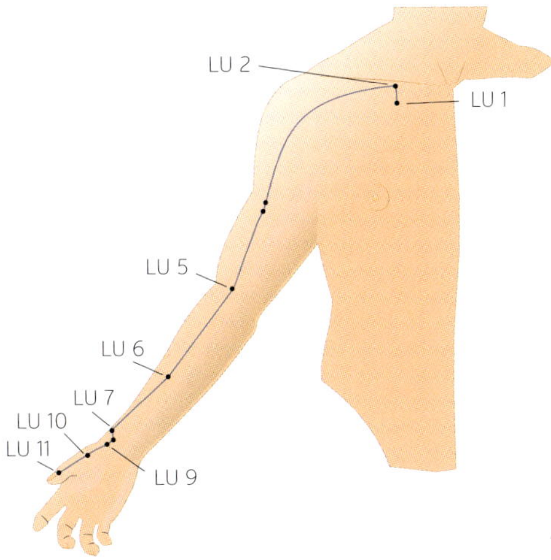


Der Lungenmeridian ist ein absteigender Yin-Meridian mit elf Punkten.

## Der Dickdarmmeridian (DI)

Der Dickdarmmeridian beginnt am Nageleck am Zeigefinger mit DI 1, verläuft dann zu DI 4, im Winkel zwischen Zeigefinger und Daumen, steigt hoch am Unterarm zu DI 10, zwei Daumenbreit vor der Ellbogenbeugefalte, dann weiter zum Schultergelenk DI 15. Der Verlauf geht weiter zum Hals, passiert die Wange, umläuft die Oberlippe mit DI 19 und endet bei DI 20 seitlich am Nasenflügel auf der Gegenseite.

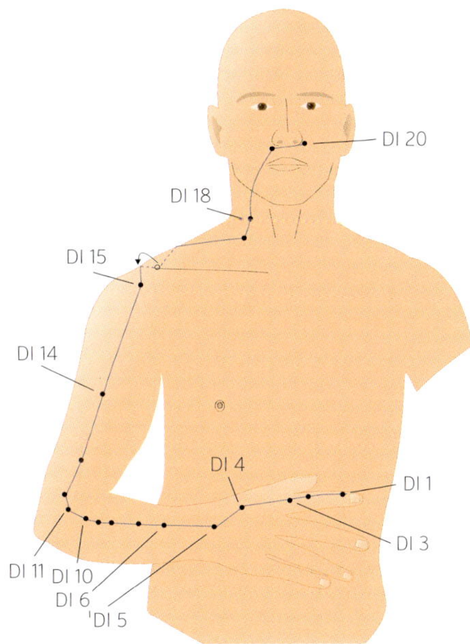


Der Dickdarmmeridian ist ein aufsteigender Yang-Meridian mit 20 Punkten.

## Der Magenmeridian (MA)

Der Magenmeridian hat 45 Punkte und beginnt mit MA 1 direkt unter dem Auge, geht dann an der Nase entlang, über den Mundwinkel zum Unterkiefer und dann hoch zur Stirn zu MA 8 (Geheimratsecke), wandert dann zum Kiefer zurück und steigt seitlich den Hals hinab zur Schlüsselbeinregion MA 12. Anschließend geht er hinab zum MA 25 (zwei Fingerbreit seitlich des Bauchnabels). Der Meridian läuft weiter über die Vorderseite des Oberschenkels zu MA 32, vorbei an der Kniescheibe zu MA 36, dann zum Sprunggelenk. Der Meridian endet am seitlichen Nagelfalz der zweiten Zehe bei MA 45.

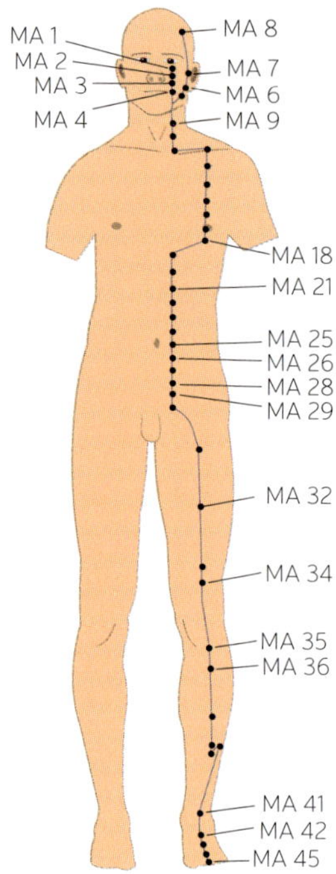


Der Magenmeridian ist ein absteigender Yang-Meridian mit 45 Punkten.

## Der Milzmeridian (MI)

Der Milzmeridian hat 21 Punkte und beginnt am inneren Nagelfalz des großen Zehs mit MI 1, läuft am Fußgewölbe entlang auf der Schienbeininnenseite, an vorderster Linie am Oberschenkel nach oben, durch die Leistenbeuge und dann nach oben in Richtung Brustwarze, um den Brustmuskel herum bis zur Armbeugefalte MI 20 und endet mit einem Zacken nach unten bei MI 21.

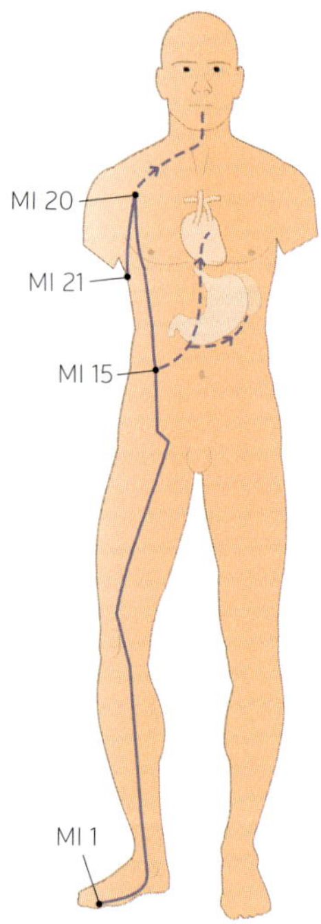


Der Milzmeridian ist ein aufsteigender Yin-Meridian mit 21 Punkten.

## Der Herzmeridian (HE)

Der Herzmeridian hat neun Punkte. Er beginnt bei HE 1 in der Achselhöhle und verläuft weiter mit HE 2 und HE 3 über die Innenseite des Oberarmes zum Ende der Armbeugefalte und weiter mit HE 4, 5, 6 und 7 über die Innenseite des Unterarmes zum kleinen Finger mit HE 9 auf der Innenseite des Nagelfalz.

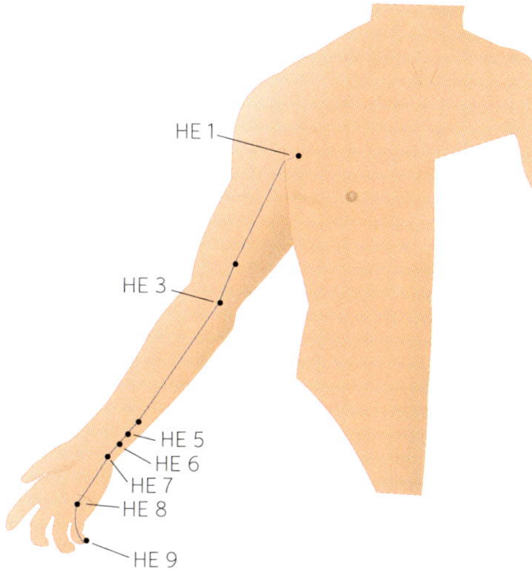


Der Herzmeridian ist ein absteigender Yin-Meridian mit neun Punkten.

## Die Dünndarmmeridian (DÜ)

Der Dünndarmmeridian hat 19 Punkte und beginnt an der Außenseite des Nagelecks vom kleinen Finger DÜ 1, entlang der Handkante mit DÜ 3 bis zum Handgelenk und passiert den »Musikantenknochen« DÜ 8 am Ellbogen. Er läuft über die Rückseite des Oberarms, zum Ende der Armbeugefalte DÜ 9, verläuft dann zur Mitte des Schulterblatts DÜ 11. Dann geht er weiter zur Schulter, schräg nach vorn zum Eck des Jochbeins und endet am Ohreingang mit DÜ 19.

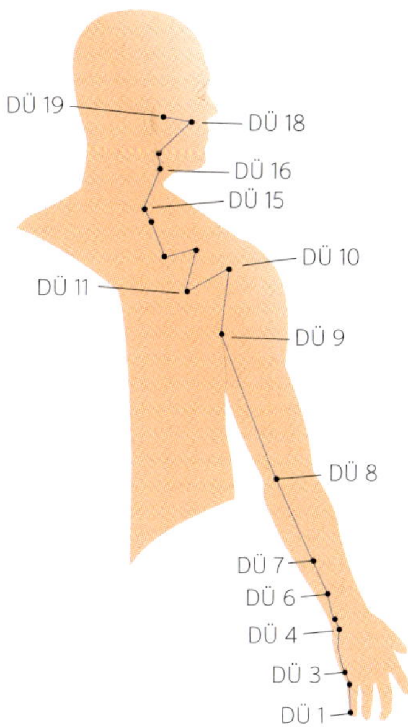


Der Dünndarmmeridian ist ein aufsteigender Yang-Meridian mit 19 Punkten.

## Der Blasenmeridian (BL)

Der Blasenmeridian hat 67 Punkte. Er beginnt am inneren Augenwinkel bei BL 1 und verläuft über den Scheitelpunkt zum Hinterkopf. Auf Höhe des siebten Halswirbels teilt der Meridian sich mit doppelten Linien links und rechts der Wirbelsäule, die parallel nebeneinander verlaufen bis zum Steißbein. Die beiden Linien verbinden sich in den Kniekehlen BL 40 und von dort geht es über die Mitte des Unterschenkels. Am unteren Ende der Wade macht er eine kleine Kurve und geht über den äußeren Rand der Achillessehne BL 60, zieht über die Außenseite des Fußes und endet am kleinen Zeh bei BL 67.

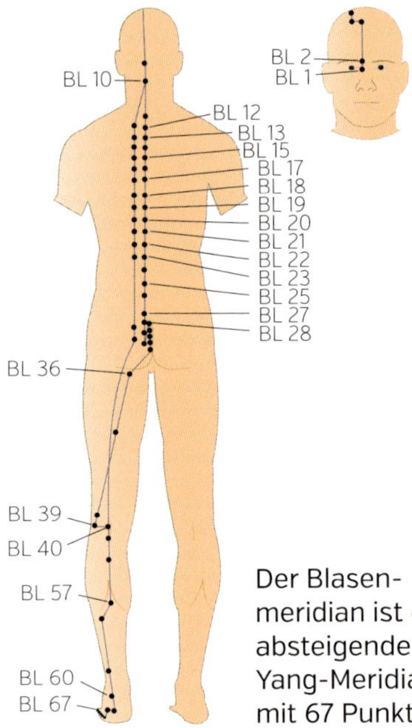


Der Blasenmeridian ist ein absteigender Yang-Meridian mit 67 Punkten.

## Der Nierenmeridian (NI)

Der Nierenmeridian hat 27 Punkte. Er beginnt am Fußballen mit NI 1 – auch »sprudelnde Quelle« genannt, denn von hier sprudelt die Wasserenergie nach oben –, kreuzt NI 3 und verläuft dann über dem inneren Wadenmuskel entlang der Innenkante des Oberschenkels. Er geht durch den Beckenbogen und die Geschlechtsorgane – denn Vitalkraft und Lebenstrieb beinhalten auch den Sexualtrieb und die Fähigkeit zur Fortpflanzung. Der Meridian zieht sich auf der Vorderseite am Rande des Brustbeins nach oben und endet am Schlüsselbein mit NI 27.

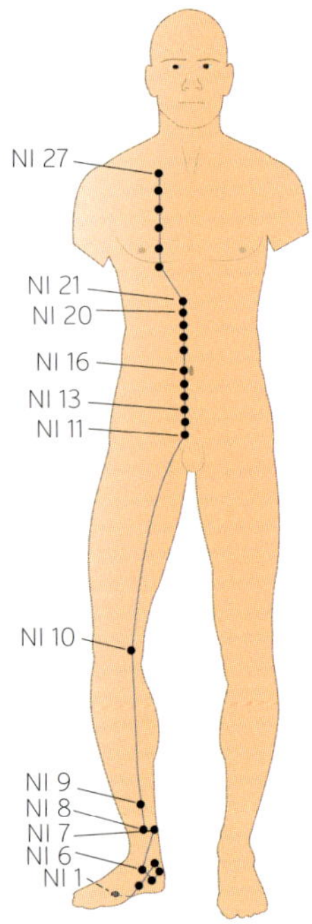


Der Nierenmeridian ist ein aufsteigender Yin-Meridian mit 27 Punkten.

## Der Perikardmeridian (PE)

Der Perikardmeridian hat neun Punkte und beginnt am Rand des Brustmuskels PE 1, verläuft dann abwärts an der Innenseite des Oberarms durch die Armbeuge PE 3 hindurch, weiter zur Handgelenksfalte PE 7. Es folgt ein wichtiger Meridian in der Handinnenfläche PE 8. Der Meridian endet mit dem Mittelfinger PE 9.

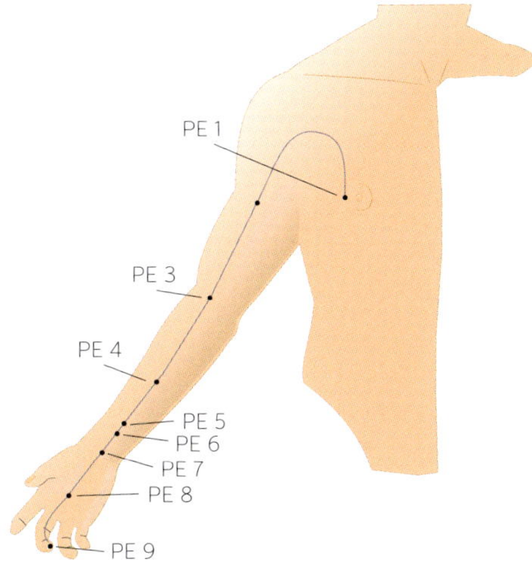


Der Perikardmeridian ist ein absteigender Yin-Meridian mit neun Punkten.

## Der Dreifach-Erwärmer (3-ER)

Der Dreifach-Erwärmer hat 23 Punkte. Er beginnt am Ringfinger an der Nagelfalz außen mit 3-ER 1 und verläuft von dort über den Handrücken und den Unterarm 3-ER 5 hoch zum Ellbogen. Er geht dann weiter über den Oberarm bis zum hinteren Schulterbereich 3-ER 15. Von hier steigt er über den hinteren seitlichen Hals zum Ohr auf. Der Meridian umkreist das Ohr und endet am äußeren Ende der Augenbraue 3-ER 23.

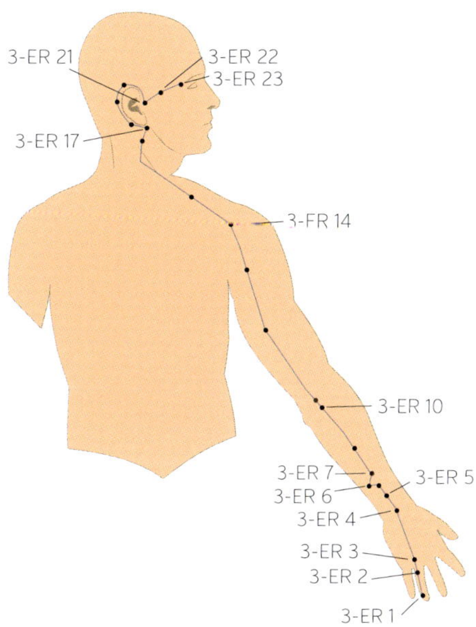


Der Dreifach-Erwärmer ist ein aufsteigender Yang-Meridian mit 23 Punkten.

## Der Gallenblasenmeridian (GA)

Der Gallenblasenmeridian hat 44 Punkte und beginnt mit GA 1 am äußeren Augenwinkel, verläuft zum Ohr, weiter nach oben zum Haarbereich GA 4, dann um das Ohr herum bis GA 12. Ein weiterer Verlauf vollzieht von der Stirn dicht über der Augenbraue eine Zickzacklinie bis zur Schläfe. Von der Schläfe ausgehend verläuft er weiter in einem flachen Bogen zum Hinterkopf zu GA 20, über den Nacken zu GA 21. Das sind zwei wichtige Meridiane, die ich bei meinen Akupressurtipps im Übungsteil noch näher erläutern werde. Dann geht der Meridian abwärts über die Schultermitte, wo er das Schulterblatt umkreist und weiter zum seitlichen Brustkorb wandert. Von dort verläuft er in einer Zickzacklinie nach vorn zum Brustkorb mit GA 24 und GA 25, geht vom Gesäßmuskel mit GA 30 abwärts und zieht von hier aus über die Außenseite des Beins nach unten. Er endet am vierten Zeh mit GA 44.

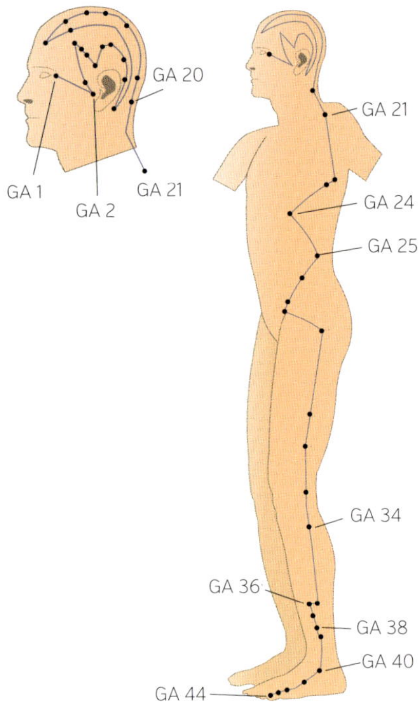


Der Gallenblasenmeridian ist ein absteigender Yang-Meridian mit 44 Punkten.

## Der Lebermeridian (LE)

Der Lebermeridian hat 14 Punkte. Er beginnt auf dem großen Zeh am Nageleck außen bei LE 1 und geht dann vom Fußrücken ins Sprunggelenk zu LE 4, von dort direkt auf die Innenseite des Schienbeins und weiter nach oben über die Innenseite des Unterschenkels und des Oberschenkels. Dann passiert er die Leistenbeuge. Von hier aus verläuft er weiter aufwärts zu LE 13 am Ende der elften Rippe und dann nach vorn zu LE 14, zwischen der sechsten und siebten Rippe, ungefähr einen Rippenabstand unterhalb des Brustansatzes.

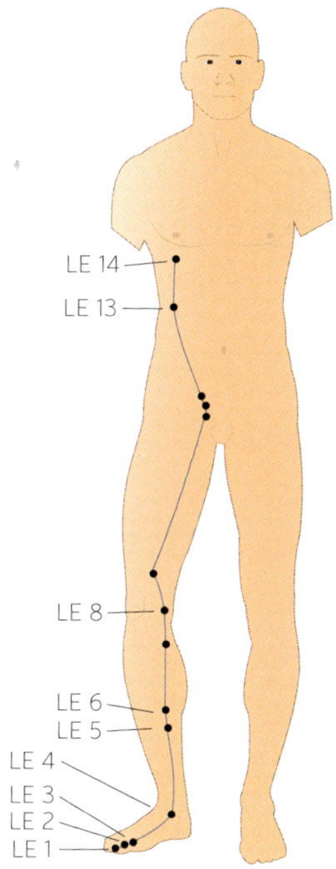


Der Lebermeridian ist ein aufsteigender Yin-Meridian mit 14 Punkten.

## Die Meridianuhr

Zeit ist ein Gut, mit dem jeder bewusst umgehen sollte. Vielleicht haben Sie manchmal das Gefühl, dass Ihnen einfach die Zeit davonläuft? Die Aufgaben noch gar nicht erledigt sind, obwohl Sie schon seit Stunden über einem Problem sitzen? Konfuzius sagt: »Zu viel zu tun ist nicht unbedingt besser, als zu wenig zu tun.«

Eine gute Zeiteinteilung bedeutet auch, dass man nicht alles auf einmal erledigen kann, dass man auch Zeit für unvorhergesehene Aufgaben einplanen sollte. Es muss Zeit geben für Aktivität, für Ruhe, für Essen und Trinken, für die Regeneration des Körpers und des Geistes. Doch wie kann man sich orientieren, wenn es um den Umgang mit der Zeit geht? Man muss sich das Bewusstsein dafür schaffen, wann und zu welcher Tageszeit man welche Tätigkeit ausübt. Hilfreich ist hierbei die sogenannte Meridianuhr.

### Was bedeutet es, nach der Meridianuhr zu leben?

Während des Tages wird jedes Organ jeweils für die Dauer von zwei Stunden maximal von Qi durchströmt (= Maximalzeit). Über den Tag verteilt haben folgende Organe zu diesen Zeiten eine Hochphase:

- 7–9 Uhr: Magen
- 9–11 Uhr: Milz/Pankreas
- 11–13 Uhr: Herz
- 13–15 Uhr: Dünndarm
- 15–17 Uhr: Blase
- 17–19 Uhr: Niere
- 19–21 Uhr: Herzbeutel
- 21–23 Uhr: Dreifach-Erwärmer (Sanjiao)
- 23–1 Uhr: Gallenblase
- 1–3 Uhr: Leber
- 3–5 Uhr: Lunge
- 5–7 Uhr: Dickdarm

Zwischen 5 und 7 Uhr ist der Dickdarmmeridian aktiv. Daher kommt es auch vor, dass man in der Nacht aufstehen muss, um sich zu entleeren. Die beste Frühstückszeit ist zwischen 7 und 9 Uhr, denn dies ist die aktivste Zeit des Magens. Ein üppiges Frühstück ist also durchaus angebracht, um sich mit Energie zu stärken. Aufgaben, die keiner hohen Konzentration bedürfen, kann man auf die Zeit nach der Einnahme des Mittagessens schieben. Nach 14 Uhr nimmt die Konzentrationsfähigkeit allmählich wieder zu. Zwischen 15 und 17 Uhr passt es gut, viel zu trinken, wenn der Blasenmeridian aktiv ist. Eine gute Gelegenheit für eine Pause mit einer Tasse Tee.

Sie sehen: Es gibt Aktiv- und Ruhephasen im Laufe des Tages, die, wenn man sie richtig einsetzt, zu einem besseren Tagesablauf beitragen können. Symptome einer Gesundheitsstörung, die gehäuft oder regelmäßig zu einer bestimmten Tageszeit vorkommen, können auf eine Funktionsstörung jenes Organs hinweisen, das dieser Uhrzeit entspricht. So können Schlafprobleme, die zwischen 23 und 1 Uhr nachts auftreten, ein Hinweis auf eine Funktionsstörung der Gallenblase sein. Wenn Sie zwischen 3 und 5 Uhr schwitzen, kann dies auf eine Funktionsstörung der Lunge hinweisen.

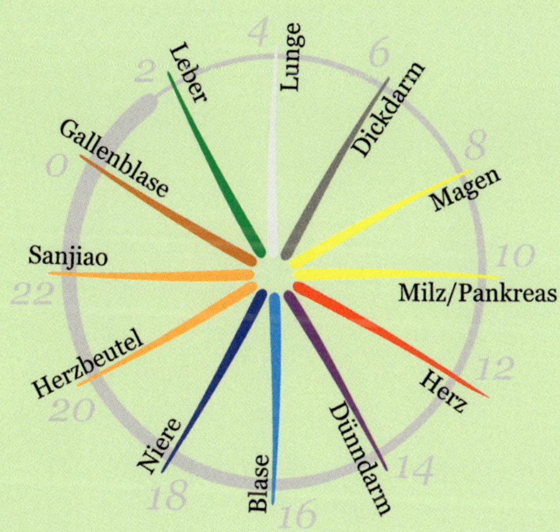


Die Meridianuhr zeigt, welcher Meridian zu welcher Tageszeit stimuliert wird.

## Die 5 Säulen der chinesischen Heilkunst

Wie kann die chinesische Heilkunst eingesetzt werden, um fit zu bleiben oder bereits vorhandene Krankheitssymptome zu mindern? Was tun gegen chronische Beschwerden oder Stress? Es ist wichtig, ein energetisches Gleichgewicht im Körper wiederherzustellen: durch eine gesunde Ernährung und Behandlungen, die körperlichen oder mentalen Überanstrengungen entgegenwirken.

**»Bist du arm, aber gesund, so bist du ein halber Reicher.«**
***Konfuzius***

Was macht uns krank? Laut der TCM sind es innere Faktoren wie Ärger, Wut, Trauer und Angst und äußere Faktoren wie Kälte, Hitze, Feuchtigkeit und Lebensstil. Ernährung, Rauchen, Sport, Stress und übermäßiges Arbeiten beeinflussen das Wohlbefinden. Die fünf Säulen der chinesischen Heilkunst, die im Folgenden vorgestellt werden, helfen dabei, wieder ins Gleichgewicht zu kommen. Sie alle haben eines zum Ziel: das Qi zum Fließen zu bringen.

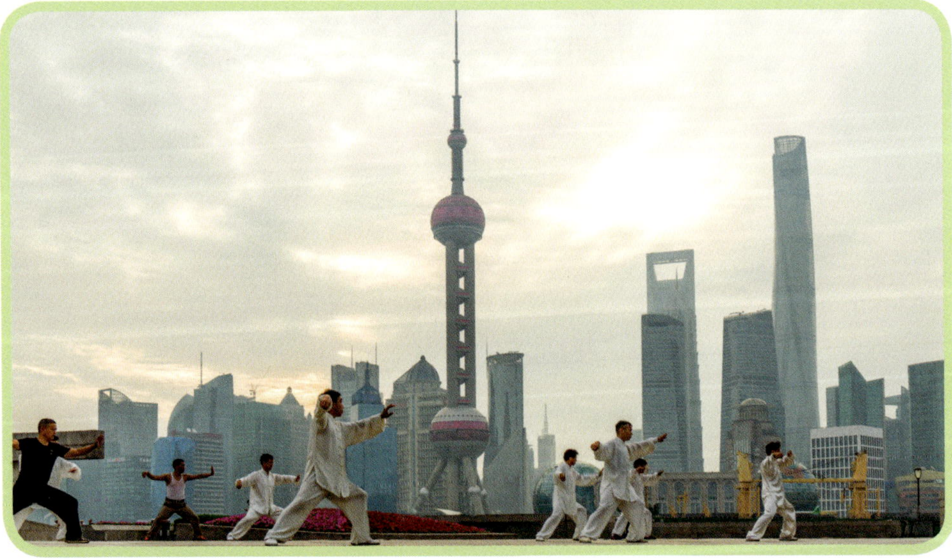

In der Millionenstadt Shanghai beginnen viele Chinesen ihren Tag mit dem Volkssport Tai-Chi oder Qigong.

## Qigong

Qigong (gesprochen »tschi gung«) bedeutet so viel wie »Energieübungen zur Stärkung der Lebensenergie Qi«. Es handelt sich um Bewegungs- und Atemübungen, die sich durch langsame, fließende Bewegungen auszeichnen – schon morgens versammeln sich viele Chinesen in den Parks, um sich mit Qigong fit zu halten und auf den Tag vorzubereiten. Durch die zeitlupenartigen Bewegungsabläufe werden die körpereigenen Energieströme aktiviert und innere Blockaden gelöst.

Die Übungen sind für Alt und Jung geeignet, da in der Regel nur wenig Kraftaufwand eingesetzt wird. Qigong hilft, das Qi zu stärken, zu verdichten, zu lenken und innere Blockaden zu lösen. Die Übungen führen zu innerer Konzentration, bauen Körperenergie auf und bringen den Körper in Gleichklang. Auf sanfte Weise werden Verspannungen gelindert und Selbstheilungskräfte aktiviert. So wirken die Übungen des Qigong regulierend und stimulierend.

Bereits im ältesten medizinischen Lehrbuch, dem *Huang Di Nei Jing* (*Klassiker des Gelben Kaisers zur Inneren Medizin*), sind Qigong-Übungen zur Gesundheitspflege erstmalig schriftlich nachgewiesen. Qigong vereint Bewegungsübungen, Atmung und Vorstellungskraft – Übungen, die die Lebensenergie Qi stärken, regulieren und harmonisieren. Das bekannte Seidentuch aus dem Grab des Königs Ma (2. Jahrhundert v. Chr.) zeigt ebenfalls eine Reihe von Qigong-Übungen.

Qigong kann Schlafstörungen, Gelenkverschleiß, Kopfschmerzen, Bluthochdruck, Nervosität, innere Unruhe und Verspannungen reduzieren. Es fördert Ausgeglichenheit, Konzentration, Stressabbau, Körpergefühl und die Immunabwehr.

### Qigong wirkt auf drei Ebenen

**Körperliche Ebene:** Durch kreisförmige, ruhige Bewegungsabläufe werden Muskeln, Gelenke und Sehnen trainiert und die allgemeine Beweglichkeit verbessert. Tiefe, harmonische Atmung und ruhige Bewegungen führen zu Entspannung und Harmonie im ganzen Körper. Qigong verbessert zudem die Koordinationsfähigkeit, schafft ein sensibilisiertes Körpergefühl und zielt auf eine gesunde Körperhaltung.

**Geistige Ebene:** Qigong schult das geistige Leistungsvermögen, die Konzentrationsfähigkeit, Achtsamkeit und Klarheit des Denkens. Der Geist wird wieder ruhig und gibt Raum für neue Gedanken und kreative Ideen.

**Energetische Ebene:** Durch die Lenkung des Qi-Flusses werden Blockaden im Körper auf sanfte Weise gelöst. Qi stimuliert die Meridiane und setzt neue Lebensenergie frei.

So werden folgende Aspekte optimiert:

- Stärkung des Immunsystems
- Bewusste Körperwahrnehmung
- Stressbewältigung und Stressreduzierung
- Linderung von Verspannungen
- Innere Ruhe und Ausgeglichenheit

Darüber hinaus gibt es auch die Bewegungsmethode Tai-Chi, auch Schattenboxen genannt. Sie ist ebenfalls Teil der Traditionellen Chinesischen Medizin und wird als innere Kampfkunst ebenfalls zur Gesundheitsprävention praktiziert.

## Ernährung und Kräuterheilkunde

»Ich gehe schnell was essen.« Haben Sie diesen Satz schon öfter gehört oder sogar selbst gesagt? Bereits das Wort »schnell« setzt uns bewusst oder unbewusst unter Druck und erzeugt schon in der Formulierung Stress. Oder haben Sie schon einmal gehört, dass jemand sagt »Ich gehe sehr langsam was essen«? Das wäre eigentlich eine viel passendere Einstellung, die sich gut auf unser Wohlbefinden auswirken würde. Ungestört zu essen, ohne Ablenkung und mit Zeit und Genuss, ist wichtig, um die Gesundheit zu pflegen.

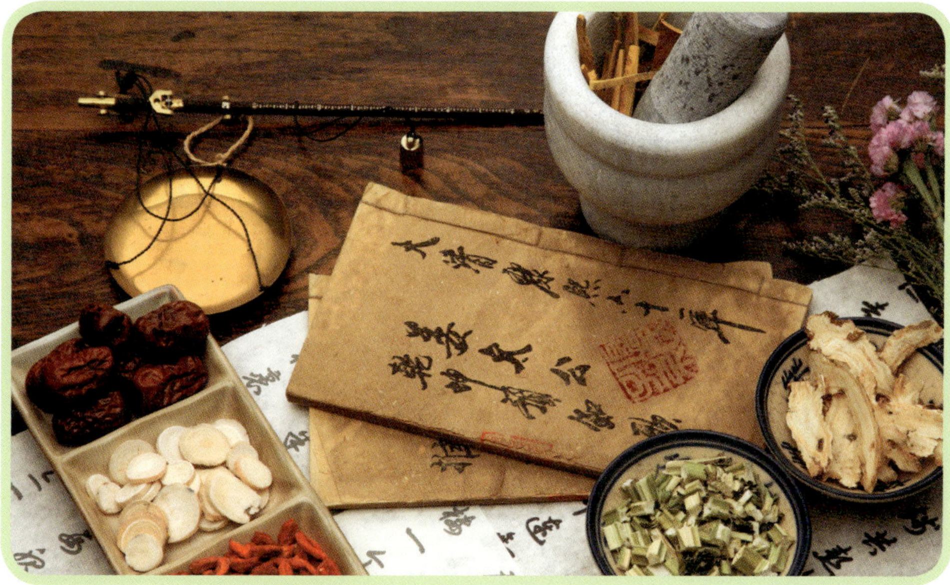

Die Traditionelle Chinesische Medizin verwendet viele verschiedene Heilkräuter zur Linderung chronischer Krankheiten.

Außerdem ist auch sehr wichtig, was man isst, denn laut TCM ist Nahrung wie Medizin. Durch bestimmte Nahrungsmittel können wir Beschwerden vorbeugen oder auch behandeln. Gerade in der Winterzeit ist es notwendig, das Immunsystem zu stärken und die Abwehrkräfte zu mobilisieren. Vorbeugen lässt sich gut mit einer gesunden, ausgewogenen und saisonalen Ernährungsweise. Die Traditionelle Chinesische Medizin beruft sich hierbei auf die Fünf-Elemente-Theorie.

Jedem Nahrungsmittel werden bestimmte Grundeigenschaften zugeordnet, basierend auf den fünf Elementen Holz, Feuer, Erde, Metall und Wasser. Jede Geschmacksrichtung hat auch einen Bezug zu einem unserer Organe. Beispielsweise ist bitter mit dem Herzen verbunden oder sauer mit der Leber. Salzig ist den Nieren zugeordnet und süß der Milz. Je nach Ernährung kann man die Organe unterstützen oder sich auch ungesund ernähren. Es ist quasi eine kleine Wissenschaft der Ernährungskunde mit Nahrungsmitteltabellen mit Klassifizierungen. Gut ist, sich den Jahreszeiten entsprechend zu ernähren – mit saisonalem Obst und Gemüse.

Jedes Nahrungsmittel ist nach den jeweiligen Elementen klassifiziert und entspricht zudem den Geschmacksrichtungen süß, sauer, bitter, salzig, scharf. Nahrungsmittel haben laut dieser Theorie sowohl wärmende als auch kühlende Wirkung. Der früheste Nachweis, dass die fünf Elemente einen Einfluss auf die Ernährung haben, ist übrigens im *Buch der Urkunden* (Shangshu, vor etwa 3000 Jahren) zu finden.

Die Zuordnung der fünf Elemente:

- Holz = Frühling/Leber-Gallenblase/sauer
- Feuer = Sommer/Herz-Dünndarm/bitter
- Erde = Spätsommer/Milz-Magen/süß
- Metall = Herbst/Lunge-Dickdarm/scharf
- Wasser = Winter/Nieren-Blase/salzig

Was können wir beispielsweise im Winter tun, um unsere Abwehr zu stärken? Sind wir erkältet, ist die Lunge verschleimt und die Energie gering. Es gibt einen Überschuss an Yin, der ausgeglichen werden muss. Dafür sorgt das Feuer, das mit dem Herzen in Verbindung steht. Wenn man ein starkes Herz hat, kann dieses den Yin-Überschuss ausgleichen. Ansonsten eignen sich Lebensmittel, die das Feuer begünstigen, beispielsweise scharfe Gewürze, besonders Ingwer. Ingwer kann man geschnitten als Tee zubereiten oder auch zu Soßen hinzufügen. Einige Lebensmittel lassen sich nicht nur einem Element zuordnen – so gehört beispielsweise die Tomate zu Holz und Erde oder Reiskleie zu Metall und Erde.

Außerdem: Wer sich ärgert oder gestresst ist, wird schneller krank, denn das Qi und damit das Immunsystem werden geschwächt.

Wer sich ausgewogen und geschmackvoll ernähren will, kann seine Speisen auf Basis der fünf Elemente zubereiten. Kürbissuppe wird beispielsweise bei Müdigkeit oder Appetitlosigkeit empfohlen. Walnusskuchen soll bei Wechseljahrsproblemen, trockenem Husten, Unruhe und Zittrigkeit helfen. Im Sommer kühlt Pfefferminztee, auch wenn er warm ist, aber er fördert das Schwitzen und damit Abkühlen und hat auch von der Klassifikation eine kühlende Wirkung. Bei Magenproblemen helfen Ingwerscheiben in heißem Wasser.

Die Wirkung von Nahrungsmitteln nach der TCM:

- **Avocado:** süß, neutral, gut für das Blut, hilfreich bei trockenem Husten, fördert die Leberenergie, gut für das Herz-Kreislauf-System
- **Grüner Tee:** bitter, süß, ist gut für das Qi, fördert Fettverdauung, hilft bei Ermüdung, gegen Kopfschmerzen, leitet Hitze aus dem Darm
- **Reis:** süß, neutral, kräftigt das Qi, gut für den Magen, stärkt die Milz, gut bei Durchfall
- **Ginseng:** süß, leicht bitter, kräftigend und anregend, stärkt Herz, Lunge und Milz, beruhigt die Nerven, wirkt gegen Erschöpfung, nicht einnehmen bei Schwangerschaft oder Bluthochdruck
- **Papaya:** süß, leicht bitter, gegen Sodbrennen, hilft bei Durchfall, stärkt Milz- und Magen-Qi
- **Ingwer:** scharf, antibakteriell, hilft bei Übelkeit, Magenproblemen und Erkältung, fördert die Verdauung und Durchblutung, stärkt den Appetit
- **Sesamöl:** süß, entgiftend, senkt den Cholesterinspiegel, entzündungshemmend, gut gegen Verstopfung
- **Tofu:** süß, Stärkung der Milz, stärkt das Qi, befeuchtet Lunge und Darm, gut gegen Husten
- **Zitrone:** sauer, gut gegen Leber-Hitze, löst Hustenschleim
- **Zucchini:** süß, wirkt erfrischend in der Sommerzeit, lindert Halsschmerzen, gut für das Blut

Zu den kühlenden Nahrungsmitteln, die das Yin begünstigen, zählen unter anderem Mineralwasser, grüner Tee, Gurken, Tomaten und Zucchini. Zu den wärmenden Nahrungsmitteln, die das Yang stärken, gehören zum Beispiel Kaffee, Wein, Rettich, Rote Bete, Lauch, Zwiebeln, Paprika, Papayas, Pflaumen, Fisch, Huhn, Käse, Chili, Ingwer, Zimt und Curry.

Hier noch einige Tipps für eine gesunde Ernährung:

- Lebensmittel sollten frisch zubereitet sein, zur Jahreszeit passen und nicht chemisch behandelt sein – also keine Tiefkühlkost, keine Mikrowellengerichte.

- Für Mahlzeiten sollten Sie sich Zeit nehmen und das Essen genießen. Während des Essens sollten Sie daher Ablenkung vermeiden, also nicht Fernsehen und das Checken von Mails auf dem Handy auf einen späteren Zeitpunkt verlegen.

- Es mag nicht jedermanns Geschmack sein, aber ein warmes Frühstück aus gekochtem Getreide oder eine warme Nudelsuppe am Morgen tragen dazu bei, das Reservoir an Energie gut aufzufüllen. Das Frühstück ist die wichtigste Mahlzeit des Tages. Das Abendessen darf ruhig kleiner ausfallen.

- Die chinesische Medizin empfiehlt, keine eiskalten Getränke zu sich zu nehmen, insbesondere im Sommer. Trinken Sie lieber Tee oder nur gekochtes Wasser. Heißes Wasser verfügt über viel Qi.

- Verzehren Sie wenig Rohkost und wenig Milchprodukte, da diese den Verdauungsprozess belasten.

- Ideal ist es, wenn alle fünf Geschmacksrichtungen in einer Mahlzeit berücksichtigt werden.

- Die chinesische Kräuterheilkunde verwendet verschiedene Heilpflanzen und teilweise Mittel mineralischer oder tierischer Herkunft. Hier werden in der Regel Blätter, Wurzeln, Rinden und andere Bestandteile von Pflanzen eingesetzt, die je nach Bedarf des Patienten in speziellen TCM-zertifizierten Apotheken, die es mittlerweile auch in Deutschland gibt, für einen Sud oder Tee zusammengestellt werden. Die Kräuter werden unter anderem bei Erkältungen, Magen-Darm-Beschwerden, Schlafproblemen oder Hautkrankheiten eingesetzt. Im Westen kennt man beispielsweise Gingko, Chrysanthemen oder Ginseng als Mittel für ein gesundes langes Leben. Die chinesische Yamswurzel wird bei Müdigkeit, Verdauungsproblemen und Energielosigkeit genutzt. Die Goji-Beere ist auch im Westen als Superfood bekannt. Sie soll das Sehvermögen verbessern, Energie verleihen und enthält viele Antioxidantien und Vitamin B.

## Einfache Rezepte für den Alltag

### Ingwertee

Schälen Sie ein kleines Stück Ingwer, schneiden Sie ihn in 3 bis 5 dünne Scheiben und geben Sie diese in einen Topf. Fügen Sie etwa 350 ml kochendes Wasser hinzu und lassen Sie den Tee 5 bis 10 Minuten ziehen. Geben Sie bei Bedarf einen Teelöffel frisch gepressten Zitronensaft oder etwas Honig hinzu.

### Heißes Wasser

Genießen Sie morgens auf nüchternen Magen eine Tasse abgekochtes Wasser: Es verleiht Ihnen Energie und stärkt Ihr Qi. Heißes Wasser hat eine verdauungsfördernde Wirkung und hilft bei Verstopfung. Neben Tee ist es ein beliebtes Getränk in China, das die Chinesen zu allen Tageszeiten zu sich nehmen.

### Energie-Suppe

- ½ Suppenhuhn
- Je eine Handvoll Lotuskerne, Buchweizenschrot, Augenbohnen, getrocknete rote Goji-Beeren
- 6 Stück frische (oder getrocknete) Lilienzwiebeln
- 4 Stück getrocknete Yamswurzel

Geben Sie alle Zutaten in einen Topf. Fügen Sie ausreichend Wasser hinzu, sodass alles bedeckt ist. Lassen Sie alles gemeinsam aufkochen und bei niedriger Hitze zwei Stunden köcheln.

## Chinesische Reissuppe

- 300 g ungekochter Reis
- 2 cm breites Stück Ingwer
- ¼ Lauchstange
- 1 TL Salz
- 1 TL Pfeffer

Geben Sie alle Zutaten in einen Topf und gießen Sie diese mit Wasser auf, sodass der Reis etwa 3 cm mit Wasser bedeckt ist. Je nach Bedarf können Sie mehr Wasser hinzufügen, damit die Suppe dünnflüssiger wird. Lassen Sie alles einmal aufkochen und dann mit einem Deckel zugedeckt mindestens zwei Stunden bei geringer Hitze köcheln. Rühren Sie ab und zu um, bis der Reis zerkocht ist und eine breiähnliche Konsistenz hat.

Die Reissuppe kann auch mit Beilagen verfeinert werden. Fügen Sie zum Beispiel Fisch, Rindfleisch, Brokkoli oder Cashewnüsse hinzu.

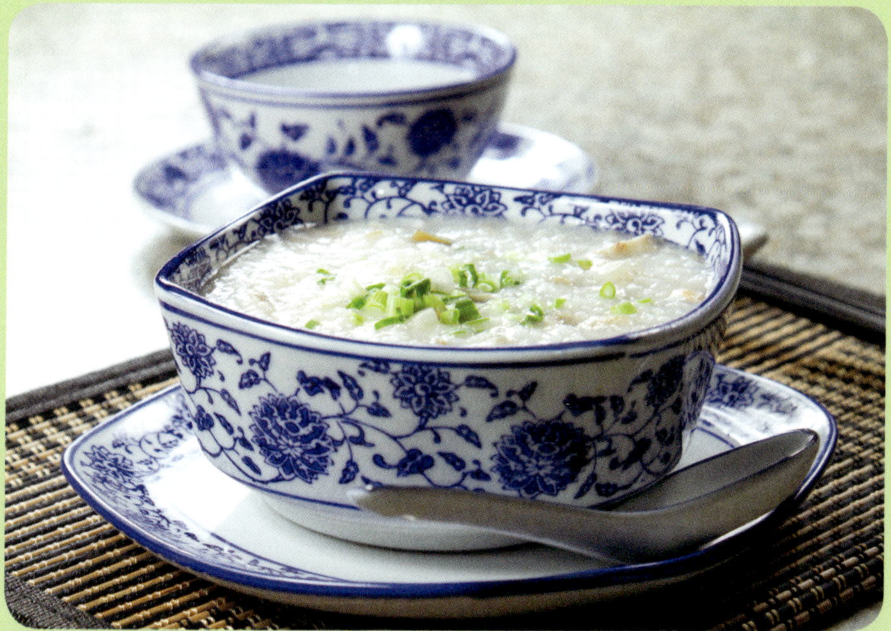

Die Reissuppe wird in Asien zum Frühstück, Mittag- oder Abendessen serviert.

## Akupunktur und Akupressur

Die Akupunktur (lateinisch *acus* = Nadel und *punctio* = das Stechen) ist eine traditionelle chinesische Heilmethode mit speziellen, dünnen Nadeln, die in die Haut auf ausgewählte Stellen gestochen werden. Die Behandlung dauert in der Regel bis zu 30 Minuten und wird meistens im Liegen durchgeführt. Unterstützend kann man den Qi-Fluss beeinflussen, indem man die Nadeln zusätzlich mit einem Moxakegel (Beifußkraut) erwärmt und diesen dann auf die Nadel setzt oder die Nadel mit einem leichtem Reizstrom stimuliert. Anschließend werden die Nadeln entsorgt.

### Akupressur

Die Akupressur ist eine sanftere Form der Akupunktur, da der Reiz statt mit Nadeln durch Fingerdruck auf der Haut erzeugt wird. Bei der Akupressur (lateinisch *acus* = Nadel und *premere* = drücken) werden verschiedene

### Info

Die Weltgesundheitsorganisation (WHO) stuft die Akupunktur als effektive Behandlung ein und räumt der Chinesischen Medizin einen wichtigen Platz unter den alternativen Heilverfahren ein.

Allgemeine Anwendungsgebiete der Akupunktur (für weitere Indikationen fragen Sie Ihren Arzt oder Therapeuten) sind:

- Stütz- und Bewegungsapparat
- HNO-Beschwerden
- Neurologische und psychosomatische Störungen
- Energetische Schwächezustände
- Allergien/Hautprobleme
- Probleme mit dem Magen-Darm-Trakt
- Gewichtsreduktion
- Gynäkologie/Urologie

Techniken angewendet: Es wird kreisförmig massiert, gedrückt, gerieben, geknetet oder geklopft. Durch die punktuelle Massage oder den Druck mit dem Finger auf die Energiepunkte im Körper werden Schmerzen und funktionelle Beschwerden gelindert. Auch hier ist das Ziel, dass der gestörte Qi-Fluss wieder harmonisiert wird.

Die Akupressur kann bei Rückenschmerzen, Kopfschmerzen, Stress, zur Regulierung des Blutdrucks, bei Übelkeit, Schlafstörungen oder Verspannungen angewendet werden. Die Methode hat eine regulierende Wirkung. Nebenwirkungen sind nicht bekannt, wenn die Methode sanft angewendet wird. Schmerzen sollten durch Druck nicht entstehen. Massieren im Uhrzeigersinn wirkt stimulierend, gegen den Uhrzeigersinn beruhigend.

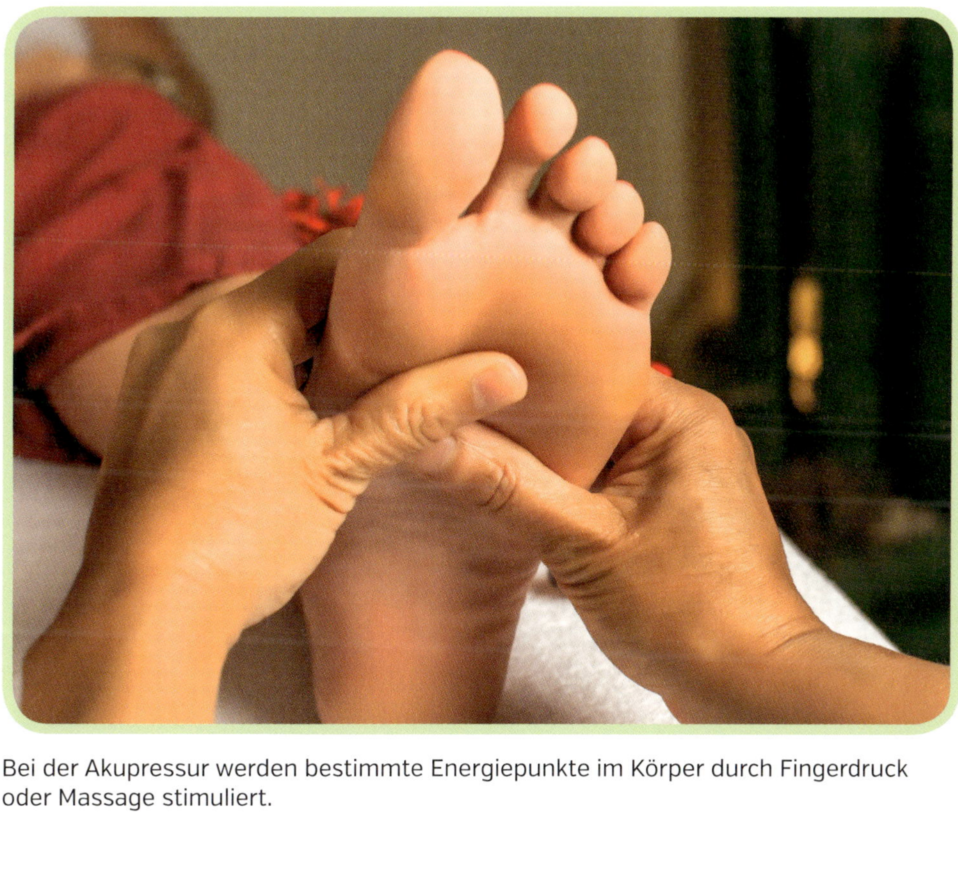

Bei der Akupressur werden bestimmte Energiepunkte im Körper durch Fingerdruck oder Massage stimuliert.

Im Gegensatz zur Akupunktur mit Nadeln kann die Akupressur auch von Laien selbst angewendet werden. Auch hier sind keine Nebenwirkungen bekannt. Selbst bei Kindern kann man die Akupressur anwenden. Schwangere sollten vor der Anwendung mit einem Arzt oder Therapeuten sprechen. Eine Akupressur dauert in der Regel eine bis drei Minuten.

Die Akupressur kann auch mit einer zusätzlichen Wärmebehandlung (Moxibustion) ergänzt werden. Dabei wird Beifuß (Moxakraut) auf einer Akupunkturnadel entzündet und erzeugt Wärme über der Hautoberfläche. Die Wärme lindert Schmerzen, die aufgrund von Gelenkerkrankungen oder Verspannungen entstanden sind. Es gibt auch die Möglichkeit, Beifußrollen in kleine Holzkästchen zu legen und abzubrennen. Diese Kästchen werden dann auf den Körper gelegt. Die Wärme soll ebenfalls zur Lösung der Blockaden beitragen, die Yang-Energie stärken und den Blutfluss anregen.

Akupressurtechniken sind:

- Druck, Klopfen mit dem Daumen- oder Fingernagel
- Festes Drücken eines Punktes
- Sanftes Klopfen mit den Fingern

## Tuina-Massage

Tuina ist eine Gesundheitsmassage mit verschiedenen Techniken wie starkem Kneten, Schieben, Klopfen, Streichen und chiropraktischen Griffen. Durch eine kraftvolle Massage werden das Gewebe und die Muskeln entspannt. Im Gegensatz zur schulmedizinischen Massage, die im Schmerzbereich vorgenommen wird, orientiert sich die Tuina-Massage an den Meridianen und massiert auch Körperteile, die auf den ersten Blick nichts mit dem lokalen Schmerz zu tun haben, aber über die Leitbahnen miteinander in Beziehung stehen. Eine Ohrenmassage hilft beispielsweise bei Beschwerden der Leber. Auch bei Bandscheibenvorfällen kann die Tuina-Massage zum Einsatz kommen.

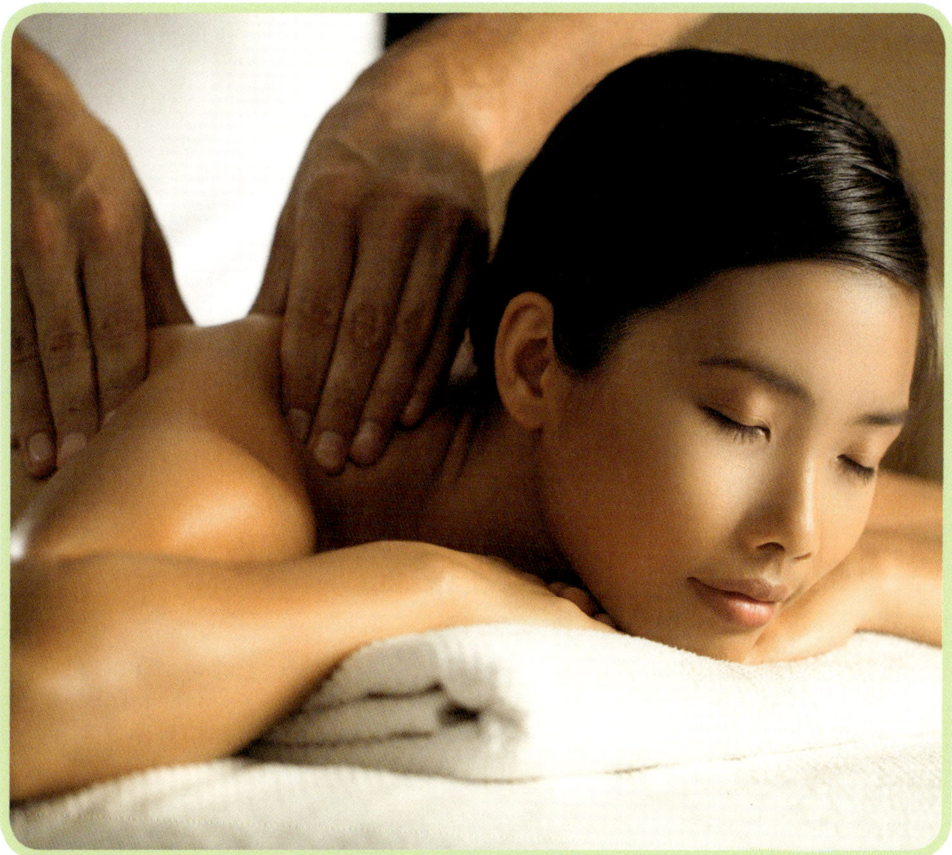

Die Tuina-Massage ist eine Ganzkörpermassage für Körper und Geist, um Yin und Yang wieder in Harmonie zu bringen.

## Die Qi-Formel

Mit der Qi-Formel und dem Qi-Fitness-Programm habe ich meinen eigenen Stil entwickelt, der auf den asiatischen Bewegungskünsten basiert. Bei Reisen durch Asien konnte ich viele Erfahrungen sammeln und bekannte Stile kennenlernen. Daraus entwickelte ich einen vereinfachten Ansatz, der der heutigen Zeit angepasst ist. Qi-Fitness ist mehr als Qigong: Es ist eine Mischung aus Tradition und Moderne, Weisheiten und Gesundheitstipps.

## Bewegung etablieren

Nur wer sich bewegt, kann etwas bewegen – das ist mein Motto seit vielen Jahren, in denen ich verschiedene Bewegungssportarten erlernt und die Techniken verfeinert habe. Egal ob Tai-Chi, Kung-Fu, Taekwondo oder Judo: Die Bewegung, das Wahrnehmen des Körpers, lässt uns erfahren, was wir alles leisten können, wenn wir etwas wirklich erreichen wollen. Sie werden schnell merken: Durch Bewegung werden Sie ausgeglichener, stärker und motivierter für all jene Dinge, die Sie sich vorgenommen haben. Schon ein wenig Bewegung in Ihrem Leben lässt Ihr Qi fließen. Mehr Energie bedeutet klares Denken und klares Handeln. Bewegung heißt nämlich auch, den Geist in Bewegung zu halten.

**»Fließendes Wasser fault nicht, Türangeln rosten nicht, das kommt von der Bewegung.«**
***Lü Buwei***

Qigong hat seine Wurzeln in den traditionellen Kampfkünsten (Wushu) und in der chinesischen Heilmedizin. Die früheste Erwähnung von gesundheitsfördernden Übungen liefert das *Buch des Inneren des Gelben Kaisers Huang Di*, das erste Medizinbuch des alten China. Es entstand zwischen 500 und 300 vor Christus, in Anlehnung an den Gelben Kaiser, der fast zweitausend Jahre zuvor regiert hatte. War Qigong lange Zeit nur elitären Kreisen vorbehalten, so erfuhr es ab den 1950er-Jahren als Gesundheitssport in der chinesischen Bevölkerung weite Verbreitung. Während der chinesischen Kulturrevolution (1966–1976) wurde Qigong vom Regime verboten, erlebte jedoch einen neuen Aufschwung in der Bevölkerung, der bis heute anhält. Insgesamt existieren über Eintausend verschiedene Qigong-Stile, die im Laufe der Jahrhunderte verändert und weiterentwickelt wurden.

## Meine persönlichen Erfahrungen mit Qigong

Qigong begleitet mich schon seit frühester Kindheit. Als ich ein kleiner Junge war, fuhr ich mit meiner Mutter in ihr Heimatdorf, um Verwandte zu besuchen. Eines Tages kam ich an einem großen, weiten Feld vorbei, wo ich zufällig Zeuge von Dreharbeiten für einen Kung-Fu-Film wurde. Zwei Schauspieler lieferten sich einen intensiven, langen Kampf ohne Waffen, nur mit präzisen fließenden Bewegungen, die von großer Kunstfertigkeit waren. Von den schnellen Übungen der Kung-Fu-Kämpfer war ich sogleich fasziniert. Viele Jahre später erfuhr ich, dass der berühmte Martial-Arts-Kämpfer und Schauspieler Jackie Chan in der Nähe einen Film gedreht hatte, dessen finale Kampfszene auf einem großen Feld stattfand. Hätte ich damals gewusst, dass ich diesem Weltstar so nahe war, hätte ich wahrscheinlich ein Foto mit ihm gemacht. Von jener Zeit an stand für mich jedenfalls fest: Diese Übungen wollte ich unbedingt auch beherrschen. In den Wochen danach bettelte ich darum, dass mir meine Tante, die in den 1960er-Jahren Wushu-Meisterin war, einige Techniken zeigte. Meine Begeisterung wuchs, nicht zuletzt durch den Einfluss der großartigen Filme mit dem »Meister aller Klassen« Bruce Lee.

In den Folgejahren kamen weitere Kampfsportarten wie Judo und Taekwondo hinzu. Als mich mein Lehrer in die langsame Kampfkunst von Tai-Chi und Qigong einwies, verstand ich zunächst nicht, was er damit bezweckte. »Ich bin doch noch jung und kraftvoll, warum soll ich das Langsame und nicht mehr das Schnelle lernen?«, wollte ich wissen. »Du wirst schon sehen, wofür diese Übungen sinnvoll sind«, antwortete er mir ohne weitere Erklärung. Heute weiß ich, was er mit seinen Worten im Sinn hatte. Dafür bin ich ihm sehr dankbar. Langsamkeit wirkt Wunder. Gerade in unserer schnelllebigen Zeit muss man ein Zeichen der Entschleunigung setzen. Durch die vielen Reisen in viele Länder auf der ganzen Welt weiß ich, dass Glück nicht von materiellem Reichtum abhängt, sondern vielmehr von der inneren Zufriedenheit und der Einstellung zum Leben.

## Die Qi-Formel – alles liegt in Ihrer Hand!

Mit dieser Übung können Sie Ihren Tag positiv und entspannt abschließen: Bevor Sie zu Bett gehen, nehmen Sie sich zwei Minuten Zeit, um an Ihrer Hand mit der Fünf-Finger-Technik den Tag zu resümieren. Jedem Finger ist ein Thema der Qi-Formel zugeordnet. Im Folgenden finden Sie für jeden Finger die entsprechenden Fragen:

**Daumen = Gesundheit**
- Was habe ich heute für meine Gesundheit gemacht?
- Wie fit bin ich?

**Zeigefinger = Harmonie**
- Hatte ich heute einen harmonischen Tag?
- Was ist mir gut gelungen?

**Mittelfinger = Achtsamkeit**
- Wie achtsam bin ich heute gewesen?
- Wie habe ich mich heute gefühlt?

**Ringfinger = Lebensfreude**
- Wie glücklich und zufrieden war ich heute?
- Was war für mich heute besonders positiv?

**Kleiner Finger = Dankbarkeit**
- Wofür und wem bin ich heute dankbar?
- Was hat mich heute zum Staunen gebracht?

## Harmonie erlangen

Stellen Sie sich vor, dass Sie auf einem Seil balancieren und Schritt für Schritt vorwärts gehen. Sie schwanken mal zu einer Seite, dann wieder zur anderen, aber ohne das Gleichgewicht zu verlieren, denn Sie kehren immer wieder zu Ihrer Mitte zurück. Nur so kommen Sie erfolgreich und unversehrt ans Ziel. Langfristig kann nur derjenige zufrieden und erfolgreich sein, der mit sich selbst in Einklang ist und stets einen Ausgleich fin-

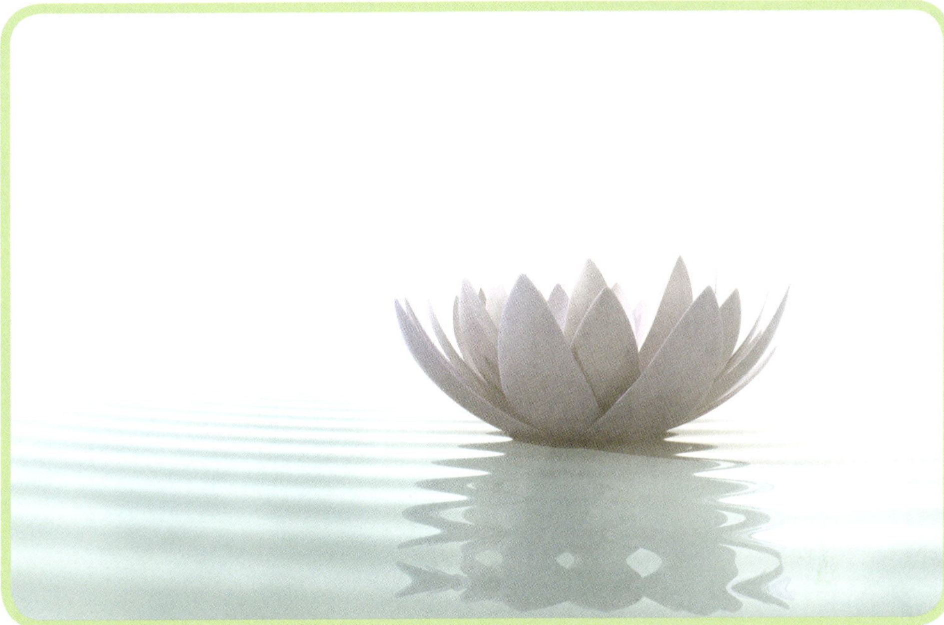

Wenn Sie mit sich im Einklang sind, können Sie Stress gelassener begegnen.

det. Wichtig ist, bei all dem Stress wieder zur Ruhe zurückzukehren, auch wenn es unmöglich scheint. So fragte ein Mönch den Zen-Meister Dao Xian (100 n. Chr.) einst, was er denn täte, wenn er vor einem tiefen Abgrund stünde und ihn Tiger und Wölfe jagten. »Unbekümmert bleiben«, antwortete der Meister.

Die Harmonie und Ordnung der Gesellschaft war für den Philosophen Konfuzius (551–479 v. Chr.) das erstrebenswerte Ziel. Unter dem Begriff Harmonie verstand er den Einklang von Mensch und Natur, das gute Verhältnis zwischen Eltern und Kindern und die Ordnung im Staat, die durch einen auf das Wohl des Volkes bedachten Herrscher gewährleistet werden sollte. »Der Edle strebt nach Harmonie, nicht nach Gleichheit. Der Gemeine strebt nach Gleichheit, nicht nach Harmonie«, sagte Konfuzius.

**»Der höhere Mensch hat Seelenruhe und Gelassenheit, der gewöhnliche ist stets voller Unruhe und Aufregung.«**
***Konfuzius***

Auch Laotse sah im Streben nach Harmonie eine Tugend: »Alle Dinge haben Zeiten des Vorangehens und Zeiten des Folgens, Zeiten des Entflammens und Zeiten des Erkaltens, Zeiten der Kraft und Zeiten der Schwäche, Zeiten des Gewinnens und Zeiten des Verlierens. Deshalb meidet der Weise Übertreibungen, Maßlosigkeit und Überheblichkeit.«

Harmonie ist das Ziel. Dies gilt auch für die heutige Zeit, in der wir vielen Einflüssen ausgesetzt sind, die uns aus dem Gleichgewicht bringen. Wer jedoch das Maß aller Dinge einhält, den führt es zu Beständigkeit, Ausgeglichenheit und Ruhe.

Um fit und ausgeglichen zu sein, ist eine Balance von Körper, Seele und Geist notwendig. Yin und Yang im Körper müssen im Gleichgewicht sein, damit das Qi fließen kann. Ist dies nicht der Fall, werden wir krank.

## Die Anti-Stress-Praline

Oft machen wir uns selbst unnötigen Stress. Als ich einmal in einer belebten Einkaufsstraße an einem Schaufenster vorbeilief, fiel meine Aufmerksamkeit auf ein Plakat, das für eine echte Sensation warb: eine Anti-Stress-Praline. Obwohl ich in diesem Moment eher gelassen als in Eile war, entschloss ich mich zu einem Selbstversuch. Ich betrat die Chocolaterie und erwarb voller Vorfreude eine der besonderen süßen Köstlichkeiten. Sie schmeckte gut, aber statt entspannt zu sein, rechnete ich mir aus, wie viele Tafeln Schokolade ich mir für den Preis hätte kaufen können. Meine Erwartungshaltung war größer gewesen als das, was ich dafür bekommen hatte. Aber: Das Problem lag nicht an der Praline. Ich hatte mich selbst gestresst.

Auf manch anderen hätte sie vielleicht eine ganz andere Wirkung gehabt. Wer sich ab und zu einen Luxus leistet und diesen wertschätzen kann, der wird womöglich auch die Wirkung einer Anti-Stress-Praline als positiv empfinden.

- Sind wir gestresst und unausgeglichen, brauchen wir Erholung und Ruhe.
- Frieren wir, müssen wir uns aufwärmen.
- Steigt unser Blutdruck, müssen wir ihn senken.
- Sind wir verspannt, müssen wir uns entspannen.
- Sitzen wir zu viel, müssen wir uns mehr bewegen.

Mein Motto lautet daher: Werde langsam und bewahre Ruhe, wenn es wieder zu stressig wird. Ruhe in dir und halte das Gleichgewicht. Stärke dein inneres Qi, damit von außen keine Krankheiten eindringen können. Die innere Stille zu finden, bedeutet in Harmonie mit sich selbst zu leben.

## Achtsamkeit finden

Was bedeutet Achtsamkeit? Für mich heißt es in erster Linie, sich selbst mehr Aufmerksamkeit zu schenken. Was wir im Alltag oft vergessen, ist, die Welt bewusster wahrzunehmen. Oftmals scheint es, als rinne die Zeit uns durch die Finger. Wenn wir achtsam sind, lenken wir den Blick auf das Hier und Jetzt. Wir denken nicht an die Sorgen von morgen oder verlieren uns in der Vergangenheit.

Achtsamkeit, *mindfulness* oder *awareness* – der Begriff der Achtsamkeit stammt aus dem Buddhismus und ist eine bewusste Wahrnehmungsmethode des gegenwärtigen Augenblicks, ohne jegliche Bewertung. In der Achtsamkeitsmethodik geht es darum, seine eigenen Bedürfnisse zu erspüren und sich auf die Gegenwart zu fokussieren. Wahrzunehmen,

### Hinweis

Im Kapitel »Qi-Zen zur Entspannung und Entschleunigung« (siehe Seite 132) werde ich Ihnen einige Übungen für die Schulung der Achtsamkeit vorstellen.

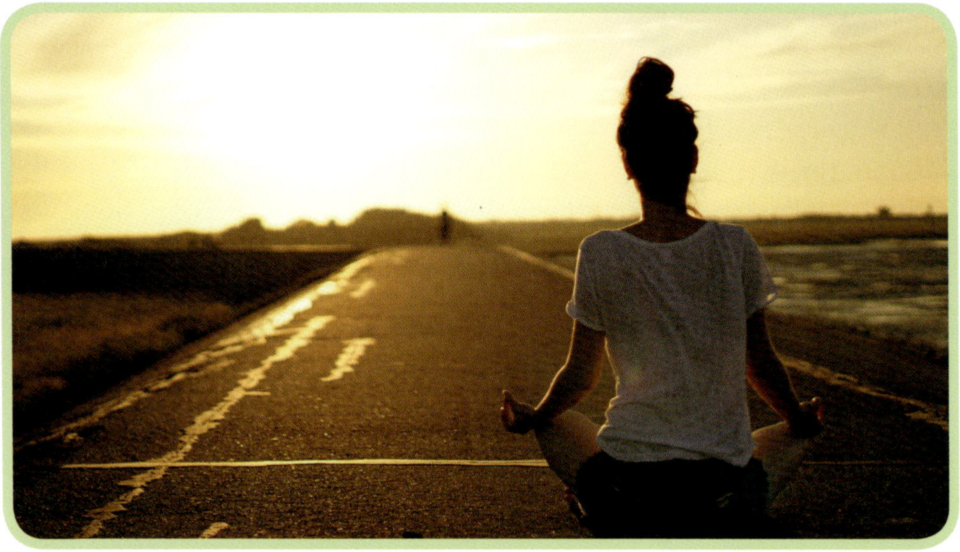

In der Ruhe liegt die Kraft – nehmen Sie sich eine Auszeit und meditieren Sie nach einem anstrengenden Tag.

was wir innerlich fühlen, den Geräuschen der Umgebung zu lauschen, zu riechen, zu schmecken oder zu betrachten. Die Vorteile: Wer seine Achtsamkeit schult, nimmt seinen Körper und seine Signale besser wahr und ist in der Lage, schneller zu reagieren.

Schon der chinesische Dichter und Philosoph Zhuangzi (365–290 v. Chr.) sagte: »Dein Ziel sei Einheit! Du hörst nicht mit den Ohren, sondern hörst mit dem Verstand; du hörst nicht mit dem Verstand, sondern hörst mit der Seele. Das äußere Hören darf nicht weiter eindringen als bis zum Ohr; der Verstand darf kein Sonderdasein führen wollen, so wird die Seele leer und vermag die Welt in sich aufzunehmen. Und das Dao ist es, was diese Leere füllt. Dieses Leersein ist das Fasten des Herzens.«

Das Üben von Achtsamkeit führt nachweislich zu einem besseren Umgang mit Stresssituationen, mehr Geduld und einer positiven Grundeinstellung. Laut dem Mediziner Tobias Esch verändert sich durch Achtsamkeitsmeditation der Hormonspiegel des Blutes, wodurch der Stresspegel gesenkt wird. Auch Forscher am Bender Institute of Neuroimaging an der Universität Gießen wiesen nach, dass durch Meditieren die Gehirnsubstanz wächst.

Wie kann ich achtsamer im Alltag sein? Achtsam zu sein bedeutet, sich auf den Moment zu beschränken. Andere Dinge auszuschalten wie zum Beispiel Gedanken, die die Zukunft betreffen, oder auch Ärgernisse, die sich in der Vergangenheit befinden. Achtsamkeit bestärkt Sie, gelassener und geduldiger zu werden und das Chaos im Kopf zu bereinigen. Dies gelingt schon durch kurze Meditationsübungen, wenn man kurz innehält und die Augen schließt.

Wie fühle ich mich in diesem Augenblick? Wie nehme ich die Außenwelt wahr? Dabei bleibt aber jegliche Beurteilung außen vor. Ich akzeptiere die Umstände, in denen ich mich gerade befinde. Die Gedanken kreisen nicht mehr um die unerledigten Aufgaben oder den morgigen Termin. Achtsam zu sein erfordert die volle Konzentration auf die Gegenwart: Wenn ich dusche, dann dusche ich, ich fühle das warme Wasser auf meiner Haut, höre das Rauschen, rieche die Seife – ich denke an nichts anderes und konzentriere mich nur auf diesen Moment. Statt schnell das aufgewärmte Essen am Schreibtisch zu essen, sitzt man in der Kantine und schmeckt die einzelnen Komponenten des Gemüses, sieht die Farben auf dem Teller. Oder man nimmt das Aroma des Tees auf und genießt jeden einzelnen Schluck. Bereits eine kurze Pause einzulegen und den eigenen Atem zu beobachten, fördert die innere Ruhe.

Durch Achtsamkeit soll Weisheit und Erleuchtung erzielt werden, anders ausgedrückt: Man soll die Dinge so sehen, wie sie wirklich sind. Durch das Erkennen der Dinge wird man befähigt, richtig zu handeln. Ist man beispielsweise komplett überfordert und weiß nicht mehr, wo einem der Kopf steht, so hält man inne. Es nützt nichts, dem eingefahrenen Trott zu folgen und sich im Teufelskreis von Stress und Unzufriedenheit zu drehen.

Der Feind der Achtsamkeit ist Multitasking – telefonieren, nebenbei eine E-Mail checken oder verschiedene Aufgaben durch Hin- und Herspringen parallel bearbeiten. Ständig werden die Gedanken abgelenkt, die Konzentration auf eine Sache wird unmöglich. Wie kann Ordnung entstehen? Es ist möglich, viele Aufgaben gleichzeitig zu erledigen, aber nicht gleich gut.

Menschen neigen dazu, Fehler zu machen, wenn sich die Dinge überschlagen. Achtsamkeitsübungen sind daher auch ein gutes Mittel, um sich darüber klar zu werden, dass man sich nur einer Sache intensiv widmen sollte und dies dann auch zum Gelingen derselben beiträgt. Achtsamkeit hat mit Entschleunigung zu tun. Und mit Glücklichsein. Denn wer mit sich und seinen Gefühlen in Harmonie ist, nicht sofort »explodiert«, wenn die Dinge nicht nach Plan verlaufen, bleibt länger ausgeglichen und zufrieden.

Achtsamkeit ist die Konzentration auf die Sinne. Beobachten, ohne zu beurteilen. Wie fühle ich mich? Wie schmeckt mein Kaffee oder Tee? Welche Gerüche umgeben mich? Was höre ich? Ein chinesisches Sprichwort lautet: »Schildkröten können dir mehr über den Weg erzählen als Hasen.« Schalten Sie manchmal einen Gang runter. Der Weg zu Gelassenheit und innerem Frieden findet sich nicht am Ende einer Strecke, sondern in uns selbst.

## Lebensfreude entdecken

Lebensfreude bedeutet Glück. Schon Laotse sagte: »Es gehört schon eine Menge Mut dazu, schlicht und einfach zu erklären, dass der Zweck des Lebens ist, sich seiner zu erfreuen.«

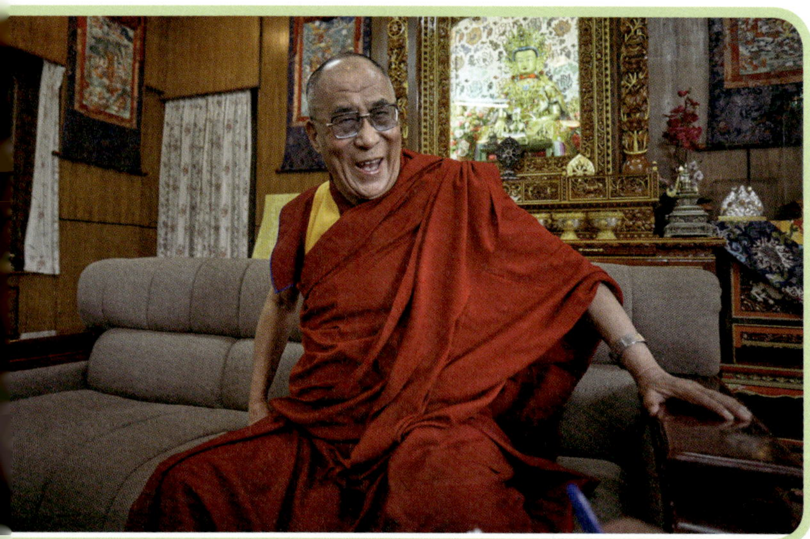

Tenzin Gyatso, der 14. Dalai Lama, strahlt echte Lebensfreude aus.

Auf einer Reise hatte ich das große Glück, die weltbekannten Shaolin-Mönche live zu erleben. Was sie leisten und wozu sie fähig sind, scheint übernatürlich zu sein. Menschen begegnen ihnen ehrfurchtsvoll und viele haben den Eindruck, dass sie unnahbar seien. Ich konnte jedoch beobachten, dass die Shaolin-Mönche auch nur Menschen und durchaus weltlich sind. Beim gemeinsamen Essen stellte ich fest, dass auch bei ihnen das Zeitalter der Digitalisierung angekommen war. Jeder Mönch hatte sein Handy dabei, es wurden Selfies gemacht, es wurde herumgealbert und laut gelacht. Dabei ging es nicht allen gesundheitlich gut. Trotz Erkältung, Schnupfen und Heiserkeit einiger Mönche hatten sie aber die Willenskraft, mentale Stärke und Ausdauer, die Show bravourös zu meistern. Die Begegnung mit den Mönchen war für mich ein Stück Lebensfreude, ein großes Glück.

Die Lebensfreude wird oftmals durch Ärger und Alltagsprobleme getrübt, die durchaus den ganzen Tag vermiesen können. Der Literat Jin Shengtan (1610–1661) schrieb in seinem Text über das Glück, dass man sich von negativen Gefühlen lösen sollte. Wenn ein schönes altes Porzellan zerbrochen ist, so Jin, kann man es nicht mehr zusammenfügen. Je öfter man die Scherben in den Händen betrachtet, umso größer wird der Ärger darüber, dass es kaputt ist. So gab er die Scherben seinem Koch mit der Anweisung, dass er das zerbrochene Geschirr nicht mehr sehen wolle. Jin hatte die Situation akzeptiert, eingesehen, dass er sie nicht ändern konnte, und losgelassen. Für ihn ein Glücksmoment.

Das taoistische Konzept des Wu Wei (»Handeln durch Nichthandeln«) ist in unserer schnelllebigen Zeit ein Anker für Gelassenheit und das Erreichen von mehr Lebensfreude. Dabei ist aber nicht Untätigkeit per se gemeint, sondern das »mühelose Handeln«, intuitiv und im Einklang mit und nicht gegen die Natur, und das Tao, den Ursprung. Man soll die Dinge betrachten und dabei gelassen bleiben. Erst dies führt zur Erkenntnis, dass man handeln sollte, wenn es sinnvoll erscheint, und dass man tätig wird, wenn es notwendig ist. Wu Wei bedeutet unangestrengtes Agieren, nicht blinder Aktionismus. Statt in den Kampfmodus zu gehen, schalten Sie lieber den Flugmodus ein. So bleiben Sie im Gleichklang, fokussiert und können erfolgreich Ihre Ziele verfolgen. Beobachten Sie die Situation, ohne zu bewerten oder nur die negativen Seiten zu sehen. Lassen Sie die Dinge auf Sie zukommen und handeln Sie, wenn die Zeit gekommen ist.

Loslassen hilft. Denn wer kennt das nicht: Wer verkrampft nach dem Namen eines Schauspielers sucht, hat schnell einen Blackout. Der Name will einem einfach nicht einfallen. Erst wenn man sich nicht mehr zu sehr auf die Sache konzentriert, findet man die Antwort nach einer Weile ganz ohne Mühe.

Ein einfaches Rezept für einen guten Start in den Tag lautet: lächeln. Am besten mehrmals am Tag. Denn laut einer Studie bewirkt schon das Hochziehen der Mundwinkel die Ausschüttung des Glückshormons Serotonin, wodurch wir uns glücklicher und zufriedener fühlen. Beim Lachen werden außerdem die Muskeln entspannt und die Zellen nehmen mehr Sauerstoff auf. Der Kreislauf wird angekurbelt.

Stärken Sie Ihre Lebensfreude durch guten Stress, den sogenannten Eustress. Eustress (*eu* = gut ausgebildet, richtig) ist gelegentlich auftretender Stress, der in geringer Stärke auftritt. Wie die Vorsilbe bereits verdeutlicht, ist dies eine gesunde Form von Stress, der die Konzentration, Aufmerksamkeit und Leistungsfähigkeit erhöht und den Körper wieder in Schwung bringt. Dieser ist gleichzusetzen mit positiven Emotionen und Gefühlsäußerungen, wie Lachen, Freude, Liebe oder Euphorie. In diesen Fällen wird Stress als angenehme Empfindung wahrgenommen. Verabschieden Sie sich von Perfektionismus, Versagensängsten und dem Gefühl, ständig überfordert zu sein. Überlegen Sie, was Sie wirklich stresst und wie Sie den Stresspegel reduzieren können: durch besseres Zeitmanagement, neue Aufgabenverteilung oder externe Hilfe.

**»Wer das Nicht-Handeln übt, sich mit der Beschäftigungslosigkeit beschäftigt, Geschmack findet an dem, was nicht schmeckt, der sieht das Große im Kleinen und das Viele im Wenigen. Er vergilt Groll durch Leben. Plane das Schwierige da, wo es noch leicht ist. Tue das Große da, wo es noch klein ist. Alles Schwere auf Erden beginnt stets als Leichtes. Alles Große auf Erden beginnt stets als Kleines.«**

***Laotse***

## Stress-Studie

Laut einer Stress-Studie der Techniker Krankenkasse aus dem Jahr 2016 leidet ein Drittel der Menschen in Deutschland unter einer chronischen Krankheit wie Diabetes, Herz-Kreislauf-Erkrankungen oder Asthma. 54 Prozent gaben an, dauerhaft Rückenschmerzen oder Muskelverspannungen zu haben. Fast jeder Dritte fühlt sich erschöpft und leidet unter Schlafstörungen. Diese Beschwerden stehen in direktem Zusammenhang mit einem erhöhten Stresspegel, der sowohl körperliche als auch seelische Symptome erzeugt. Sechs von zehn Menschen in Deutschland fühlen sich gestresst – unabhängig davon, ob beruflich oder privat.

## Dankbarkeit erreichen

»Glück entsteht oft aus kleinen Dingen. Unglück oft durch Vernachlässigung kleiner Dinge«, besagt ein chinesisches Sprichwort. Zufriedenheit und Glück entstehen vielleicht kurzfristig durch Materielles, aber um glücklich zu sein, bedarf es eigentlich nicht viel. Unsere innere Haltung ist ausschlaggebend dafür, wie wir eine Situation bewerten. Interpretieren wir ein freundliches Wort als ehrliche Geste oder verbirgt sich dahinter nur Heuchelei?

Sehen Sie die Welt nicht als Pessimist, sondern als Optimist. Ein Kompliment erfreut das Herz. Ein gutes Essen entzückt den Gaumen. Geselligkeit schafft Geborgenheit. Die Freude eines anderen zu teilen, stolz zu sein über die eigenen Fähigkeiten und Leistungen: All dies gibt uns Kraft, Selbstbestätigung und ein Glücksgefühl. Wer für die kleinen Erlebnisse dankbar ist und schätzt, was einen zufrieden macht, ist glücklicher.

So sagte Su Dongpo (1036–1101): »Jedes Ding ist beachtenswert, und da es beachtenswert ist, kann man sich auch daran erfreuen. Dazu braucht es nicht unbedingt seltsam oder gewaltig oder wunderschön zu sein. Man kann sich auch an trübem und schwachem Wein berauschen, an Früchten und Gemüse satt essen. Spinnt man diesen Gedanken weiter, was gäbe es dann noch, woran man sich nicht erfreuen könnte!«

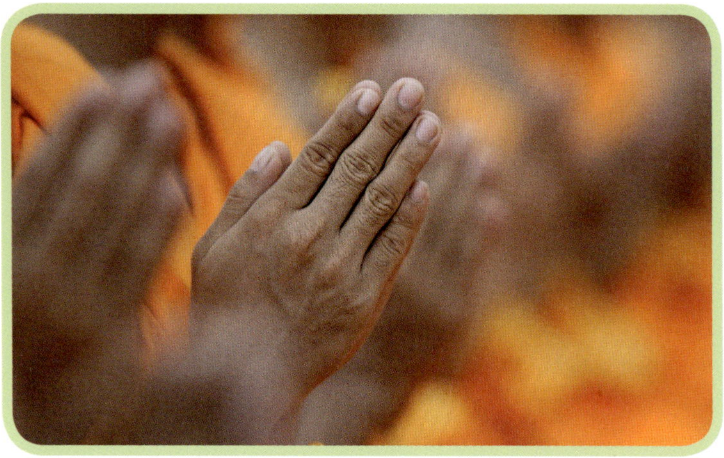

Die Kraft der Dankbarkeit hilft uns, gesünder, glücklicher und zufriedener zu sein.

Man sollte dankbar sein und sich an dem erfreuen, was man hat, und nicht ständig an das denken, was einem fehlt. Suchen Sie die kleinen Schätze des Alltags: Betrachten Sie einen schönen Sonnenuntergang, genießen Sie die Ruhe in der Natur, teilen Sie mit anderen Menschen geselliges Beisammensein.

Ich erinnere mich an ein Zitat des Dalai Lama: »Wer Dankbarkeit zeigt, der zeigt anderen Respekt.« Dankbarkeit trägt somit auch zu einem besseren Miteinander und der Harmonie mit unseren Mitmenschen bei. Harmonie bewirkt wiederum gutes Qi und Wohlbefinden. Genießen Sie die kleinen Augenblicke – mit allen Sinnen.

## Motivationstipps

Sie wollen:

- Ihre Energien aktivieren und zielgerichtet bündeln.
- Motiviert in den Tag starten.
- In schwierigen Situationen stets die Nerven behalten.
- Die eigenen Stärken mehr einbringen und ausbauen.
- Sichere Entscheidungen in komplexen Situationen treffen.
- Sich frisch und erholt fühlen.

Die zentralen Fragen lauten:

- Was wollen Sie ändern? Was können Sie ändern?
- Wie können Sie sich motivieren?
- Was heißt Gesundheit für Sie?
- Wie erhalte ich meine Gesundheit, wie werde ich weniger krank?
- Was kann ich selber tun?
- Wie viel Zeit investiere ich in meine Gesundheit?
- Was ist mir meine Gesundheit wert?
- Wie sehe ich mich in zehn Jahren?

Ich hatte das große Glück, mit der Managementtrainerin Vera F. Birkenbihl auf der Bühne zu stehen. Nach unserem Auftritt sprachen wir darüber, wie man Erfolg definiert. Ihre Antwort auf diese Frage hat mich beeindruckt und ihre Worte haben mich seit unserem Treffen stets begleitet. »Erfolg sind die erwünschten Folgen meines Tuns«, sagte sie damals. Sie konnte Menschen dazu motivieren, ihre Ziele zu verfolgen und sie nicht aus den Augen zu verlieren – auch in Zeiten, in denen es nicht so gut lief.

Was wichtig und unwichtig ist, liegt im Verständnis dessen, was einem selbst wichtig erscheint. Die Wahl liegt immer bei Ihnen. Entscheiden Sie, was gut für Sie ist und was Sie in Zukunft ändern und verbessern wollen. Bedenken Sie: Seien Sie nicht nur gut zu anderen, seien Sie auch gut zu sich selbst.

Sich für eine Sache dauerhaft zu begeistern, fällt manchmal schwer. Ich verrate Ihnen im Folgenden, wie Sie Ihr eigener Motivationscoach werden. Motivieren Sie sich jeden Tag aufs Neue und bleiben Sie aktiv!

## Probieren, was Spaß macht

Sich selbst motivieren können Sie nur durch eine positive Grundhaltung und das geeignete Betätigungsfeld. Nach Reinhard K. Sprenger ist Eigenmotivation im Wesentlichen von zwei Faktoren abhängig: dem inneren Antrieb der Person selbst und den äußeren Rahmenbedingungen und Reizen, durch die ein Mensch Motivation erfährt.

*»Zu wissen, wie man etwas macht, ist nicht schwer. Schwer ist nur, es zu machen.«*
*Chinesisches Sprichwort*

Was dies bedeutet? Wählen Sie die Aktivität, die auch zu Ihnen passt. Wer kein Wasser mag, sollte nicht Aquagymnastik betreiben, wer nicht gerne läuft, wird trotz Trainingsbemühungen kein Marathonläufer werden.

Erfolgreiche Selbstmotivation kann nur gelingen, wenn Sie sich für eine Sache entscheiden, die Ihnen Spaß macht. Wählen Sie die Qi-Fitness-Übungen aus, die Ihnen besonders gefallen. Spüren Sie nach, wie die jeweilige Übung auf Ihren Körper wirkt und welche Ihnen guttut.

## Sich kleine Ziele setzen

Nicht immer ist das, was ich will, auch das, was ich tatsächlich umsetzen kann. Wer glaubt, in einer Woche zehn Kilo abnehmen zu können, setzt sich ein zu hochgestecktes Ziel, das bereits im Vorfeld zum Scheitern verurteilt ist.

Nehmen Sie Kurs auf erreichbare, nachvollziehbare Etappen. Auch kleine Erfolge bringen Sie ans Ziel. Setzen Sie um, was Ihren Vorstellungen und Ihrem Gesundheitszustand entspricht, ohne dabei die Realität aus den Augen zu verlieren.

## Termin mit sich selbst

Regelmäßiges Üben von Qigong ist der Schlüssel zum Erfolg. Reservieren Sie sich Zeit für sich selbst, um Qi-Fitness zu üben, beispielsweise dreimal die Woche oder am besten täglich. Am frühen Morgen, in der Mittagspause oder eher am späten Nachmittag. Erinnern Sie sich selbst an Ihren Termin mit sich selbst. Sobald Sie die erste Etappe Ihrer Reise geschafft haben, erliegen Sie nicht der Versuchung, auf halber Strecke Halt zu machen. Lassen Sie sich nicht aus der Ruhe bringen und verfolgen Sie konsequent Ihren Weg.

## Langsam durchstarten

»Wenn du es eilig hast, gehe langsam.« Dieses alte chinesische Sprichwort gilt für alle Lebenslagen. Vermeiden Sie es, immer auf der Überholspur zu fahren. Gehen Sie es lieber langsam an, sowohl im Beruf als auch im Training. Starten Sie mit einer Basic-Qi-Fitness-Übung. Dann können Sie eine weitere Übung hinzunehmen und sich mit der Zeit allmählich steigern. Üben Sie Gelassenheit und bleiben Sie konsequent, so erreichen Sie langfristig auch mehr Ausgeglichenheit in Ihrem Beruf.

Wer mag, kann jeden seiner Fortschritte schriftlich festhalten. Notieren Sie Ihre persönlichen Erfolge in einem Qi-Motivations-Tagebuch.

## Teamplayer gesucht

Nicht jeder ist dafür geschaffen, sich neuen Herausforderungen allein zu stellen. Wer es lieber gesellig mag und in einer Gruppe gemeinsam üben will, sollte sich mit Trainingspartnern zusammenschließen oder an einem Übungskurs teilnehmen.

Spaß machen auch die Partnerübungen. Durch das Miteinander stellt die Motivation sich dann meist von selbst ein.

### Gönnen Sie sich eine Aktivpause, wenn Sie ...

- merken, dass Ihre Konzentration nachlässt.
- mehr Zeit für eine Sache aufbringen müssen als unter normalen Umständen.
- Frust verspüren und unzufrieden sind.
- plötzlich Schmerzen oder Verspannungen spüren.
- energielos und müde sind.
- gestresst sind oder sich extrem geärgert haben.
- länger als zwei Stunden im Sitzen verbracht haben.

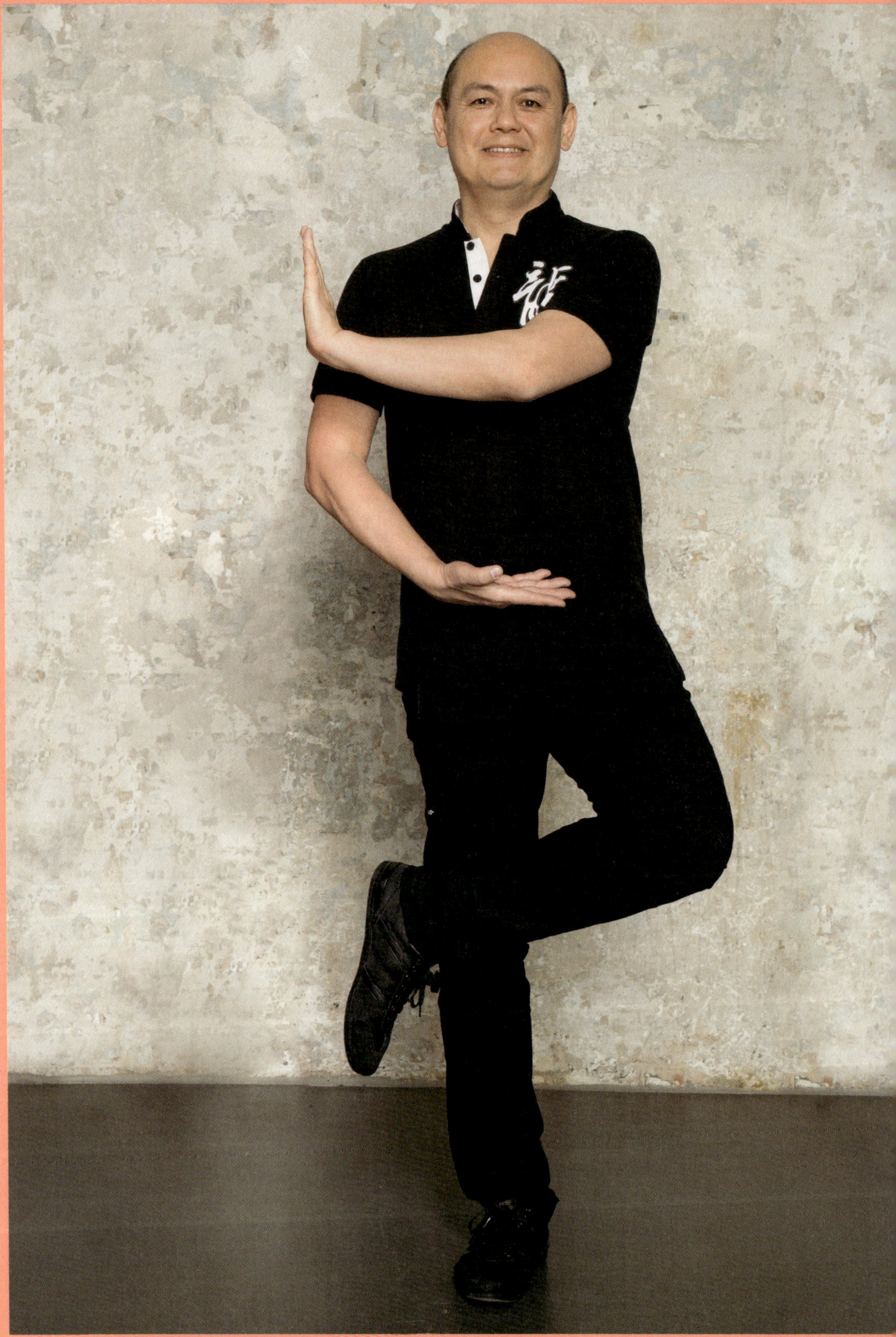

# 2
# Das Qi-Fitness-Programm

»Durch Bewegung überwindet man Kälte. Durch Stillhalten überwindet man Hitze. Der Weise vermag es, durch seine Reinheit und Ruhe alle Dinge der Welt ins Gleichmaß zu bringen.«

*Laotse*

# Beginnen Sie JETZT!

Starten Sie noch heute mit dem Qi-Fitness-Programm! In diesem Praxisteil finden Sie 50 Qi-Fitness-Übungen mit vielen anschaulichen Bildersequenzen und Erklärungen zum Übungsablauf, ergänzt durch 20 Akupressurtipps. Ich lade Sie herzlich ein, Qi-Fitness regelmäßig jeden Tag auszuführen. Zehn Minuten täglich sind ein guter Anfang.

**»Wer neu anfangen will, soll es sofort tun, denn eine überwundene Schwierigkeit vermeidet hundert neue.«**
***Konfuzius***

Selbstverantwortliches Handeln für einen gesundheitsbewussten Lebensstil ist der Schlüssel für mehr Zufriedenheit und Glück. Sie haben den ersten Schritt getan. Setzen Sie jetzt Ihre Segel in die Richtung, die nur Sie bestimmen. Investieren Sie Zeit in ein wertvolles Geschenk im Leben: Ihre Gesundheit. Starten Sie noch heute mit Ihrem Qi-Fitness-Programm. Werden Sie entspannter, ruhiger, beweglicher und fitter. Sie werden sehen: Es ist ganz einfach.

## Hinweis

Die folgenden Tipps wurden nach bestem Wissen erstellt, dennoch kann für die Anwendung und deren Folgen keine Haftung übernommen werden. Bei gravierenden gesundheitlichen Beschwerden konsultieren Sie bitte Ihren Arzt oder Therapeuten.

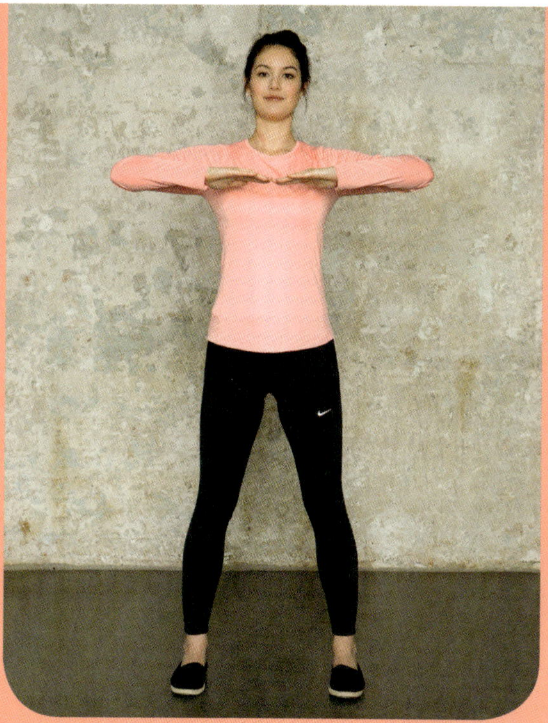

# Qi-Fitness-Basics

Die folgenden Grundpositionen und -techniken bilden die Grundlage für alle weiteren Übungen, die ich Ihnen in den nächsten Kapiteln vorstelle. Achten Sie stets auf eine sorgfältige Ausführung und Koordination. Sie können die korrekte Haltung zu Beginn mithilfe eines Spiegels kontrollieren. Prägen Sie sich die einzelnen Namen der Positionen besonders gut ein, denn sie werden Ihnen immer wieder bei unterschiedlichen Qi-Fitness-Übungen begegnen.

Wir widmen uns zunächst den Handtechniken, gefolgt von den Fußtechniken. Zum Abschluss folgen vier Meridianklopfübungen. Das Meridianklopfen war schon im alten China eine einfache Methode, den Energiekreislauf anzuregen, die Meridiane zu aktivieren und den Körper zu vitalisieren.

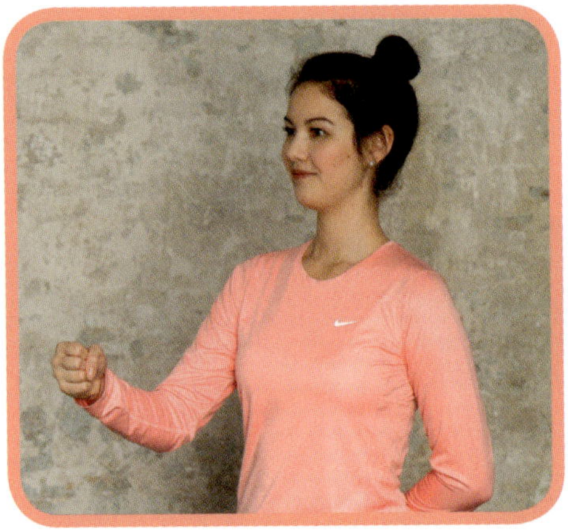

## Punch

Ballen Sie die Faust. Der Daumen liegt auf dem Zeigefingerfalz.

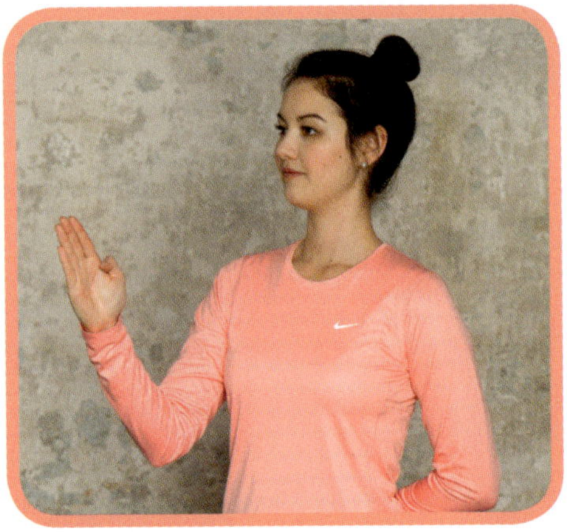

## Lotos-Hand

Strecken Sie alle Finger aus. Die Finger liegen eng aneinander, der Daumen ist leicht gekrümmt.

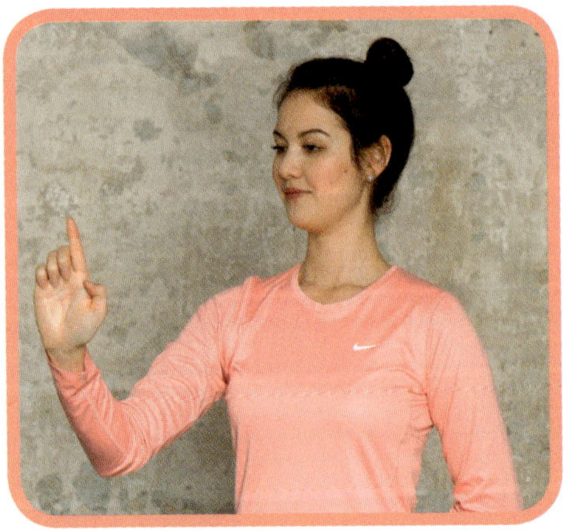

## Zen-Hand (One Finger Hand)

Strecken Sie den Zeigefinger und winkeln Sie die übrigen Finger an. Der Daumen ist gekrümmt und abgespreizt.

## Crane-Hand (Kranichhand)

Beugen Sie das Handgelenk leicht. Alle Fingerspitzen berühren den Daumen.

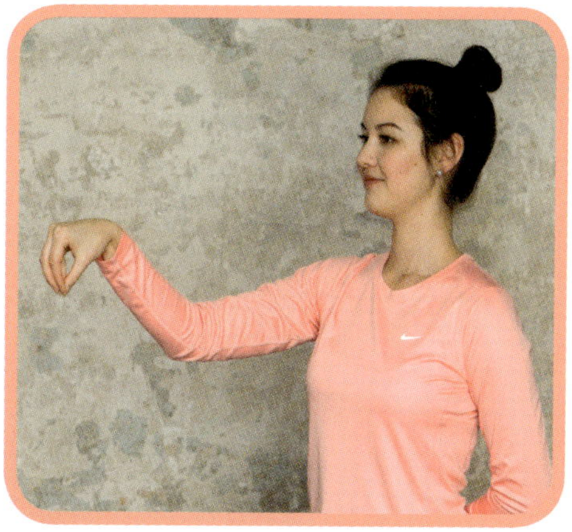

## Empty Hand

Strecken Sie alle Finger aus und spreizen Sie sie leicht.

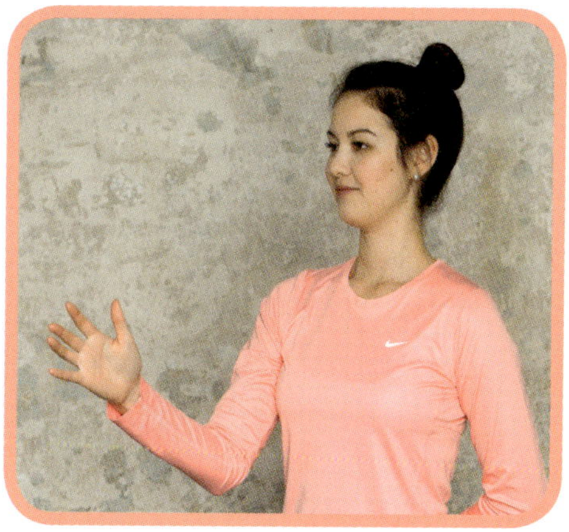

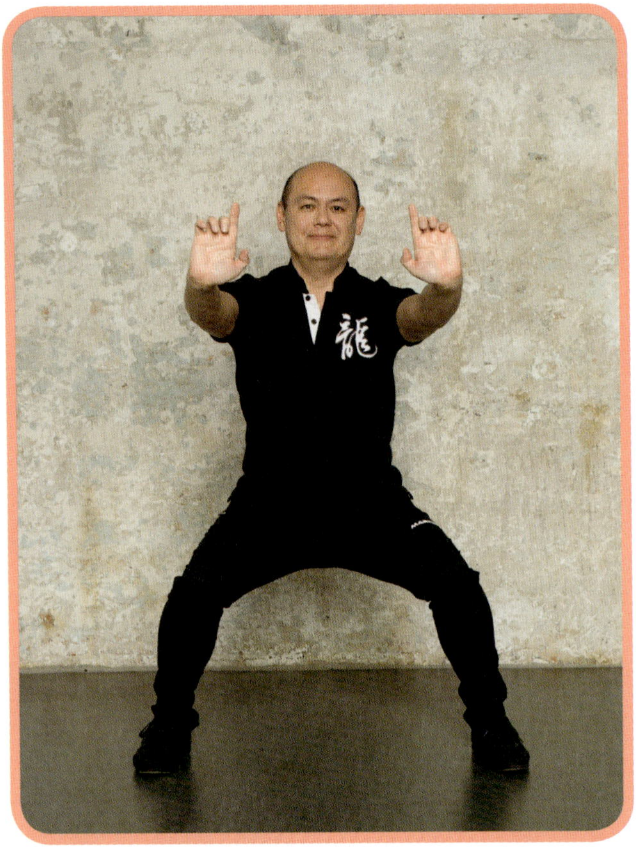

## Mabu (Horse Stance)

1. Stellen Sie sich mit leicht gespreizten Beinen hin und gehen Sie in die Hocke, bis Ober- und Unterschenkel einen 90-Grad-Winkel bilden – als würden Sie auf einem imaginären Pferd sitzen. Die Fußspitzen zeigen dabei nach vorn, der Rücken ist gerade.
2. Strecken Sie die Arme mit der Zen-Hand nach vorn aus.

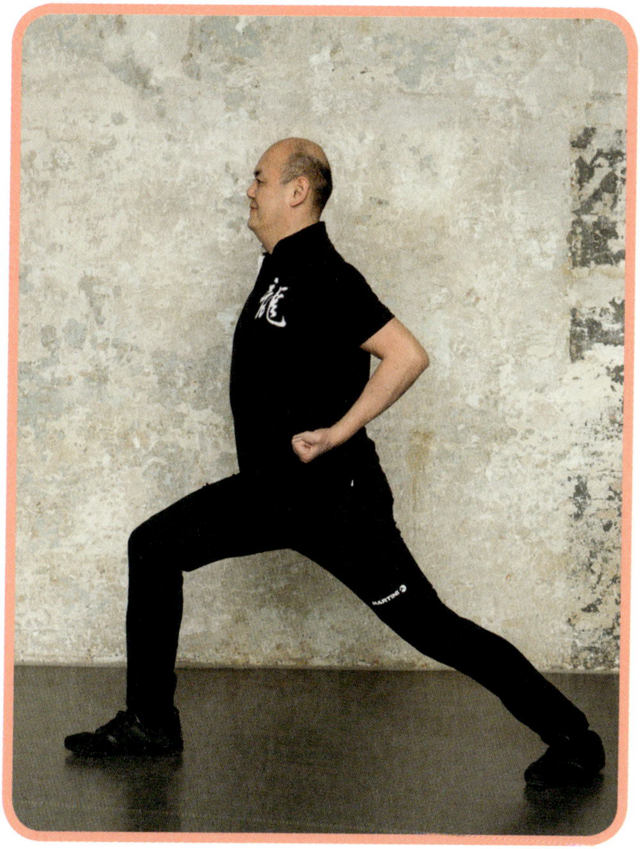

## Gong Bu (Bow Stance)

1. Machen Sie einen Ausfallschritt. Dabei ist das vordere Bein gebeugt und das hintere Bein gestreckt. Das vordere Knie des vorderen Beins befindet sich genau über den Zehenspitzen. Die ganze Fußsohle des hinteren Beins berührt den Boden, der Fuß zeigt leicht nach außen.
2. Ziehen Sie die geballten Fäuste zur Hüfte.

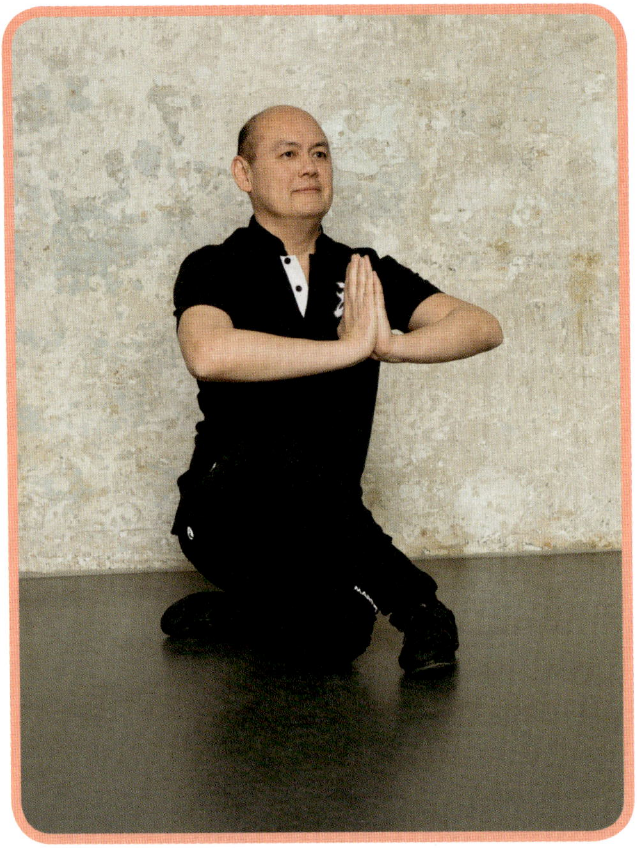

## Xie Bu (Cross Stance)

1. Setzen Sie sich auf Ihr angewinkeltes linkes Bein und stellen Sie das rechte Bein darüber.
2. Nehmen Sie mit Ihren Händen die Gebetshaltung ein.

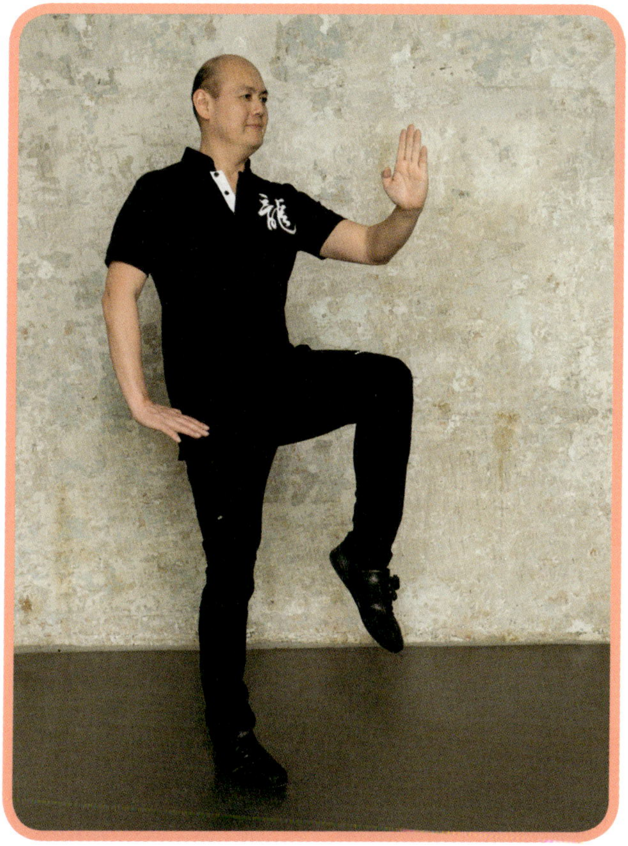

## Crane Stance

1. Stellen Sie sich aufrecht hin. Winkeln Sie das linke Bein um 90 Grad an und strecken Sie die Fußspitze nach unten.
2. Strecken Sie den rechten Arm seitlich am Körper nach unten, die rechte Handfläche zeigt dabei mit den Fingerspitzen nach vorn. Beugen Sie den linken Arm und die linke Hand auf Kniehöhe. Die Fingerspitzen zeigen dabei nach oben.

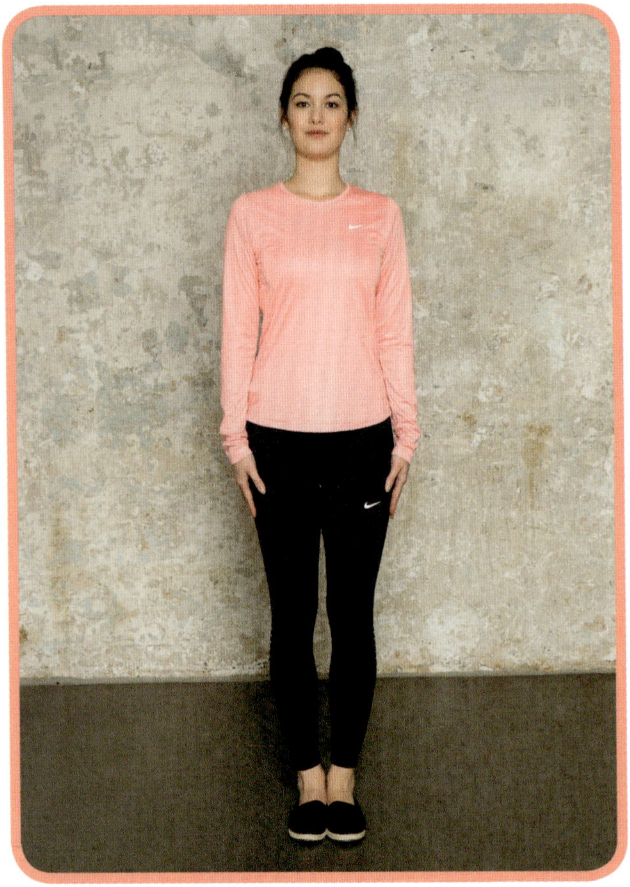

## Grundposition im Stehen

Stehen Sie aufrecht, die Füße sind geschlossen und die Hände ruhen seitlich an der Oberschenkelaußenseite. Richten Sie den Blick geradeaus.

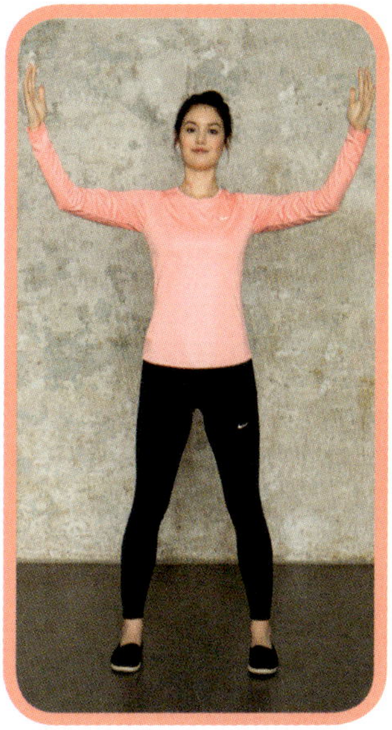
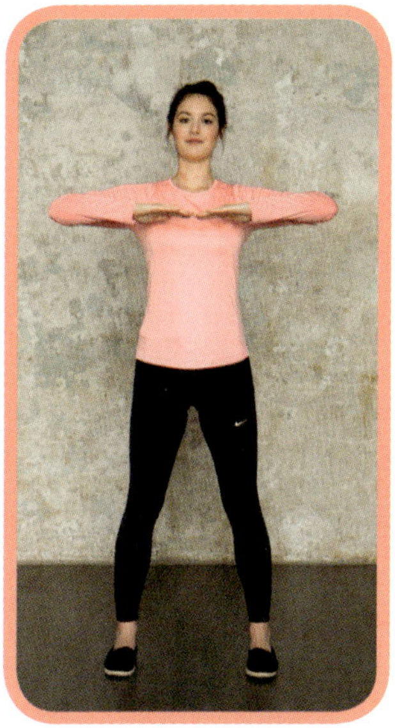
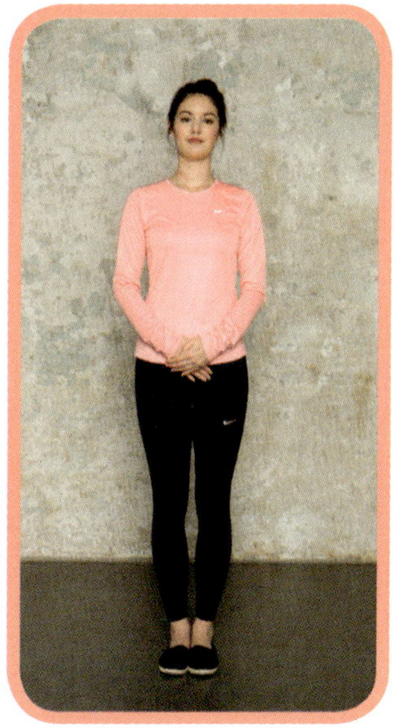

## Schlussposition

1. Heben Sie beim Einatmen die Arme seitlich auf Schulterhöhe in einem Halbkreisbogen bis über den Kopf, dabei zeigen die Handinnenflächen nach innen.
2. Bewegen Sie beim Ausatmen die Arme vor dem Körper abwärts, wobei die Handinnenflächen nach unten zeigen. Konzentrieren Sie sich dabei auf den Herzbeutelmeridian 8 in der Hand und auf den Nierenmeridian 1 in der Fußsohle.
3. Schließen Sie die Füße und legen Sie die Hände übereinander auf das sogenannte Untere Dantian (zwei Fingerbreit unterhalb des Bauchnabels). In der Regel legen Frauen (Yin) die linke Hand auf die rechte, Männer (Yang) umgekehrt.

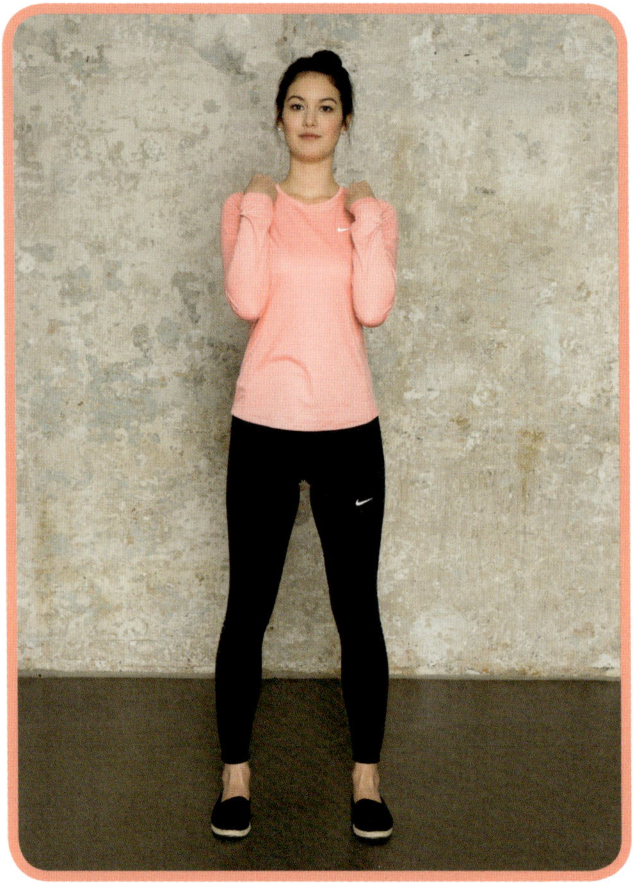

## Meridian Tap LU 1

1. Sie stehen im schulterbreiten Stand. Formen Sie mit beiden Händen die Kranichhand, sodass sich alle Fingerkuppen berühren.
2. Klopfen Sie mit beiden Kranichhänden schwungvoll gleichzeitig auf den Lungen-1-Meridian (unterhalb des Schlüsselbeins).

**Dauer:** 16 × klopfen
**Wirkung:** wirkt vitalisierend, stärkt das Lungen-Qi

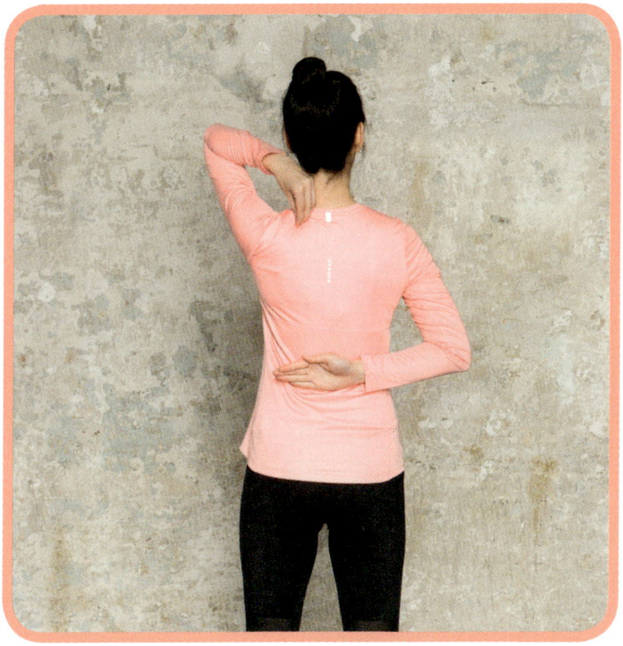

## Meridian Tap GA 21

1. Formen Sie mit der linken Hand die Kranichhand, sodass sich alle Fingerkuppen berühren.
2. Klopfen Sie mit einer schwungvollen Bewegung auf den GA-21-Meridian. Mit der rechten Handrückenseite klopfen Sie gleichzeitig mittig auf den unteren Rücken.
3. Wechseln Sie schwungvoll im Atemrhythmus mehrmals die Seite.

**Dauer:** 16 × klopfen
**Wirkung:** lockert die Schulter, aktiviert den Meridian »Tor des Lebens« (Mingmen, befindet sich unterhalb des Dornfortsatzes zwischen dem zweiten und dritten Lendenwirbel)
**Hinweis:** Führen Sie diese Übung nicht durch, wenn Sie schwanger sind, da sie eine ableitende Wirkung hat.

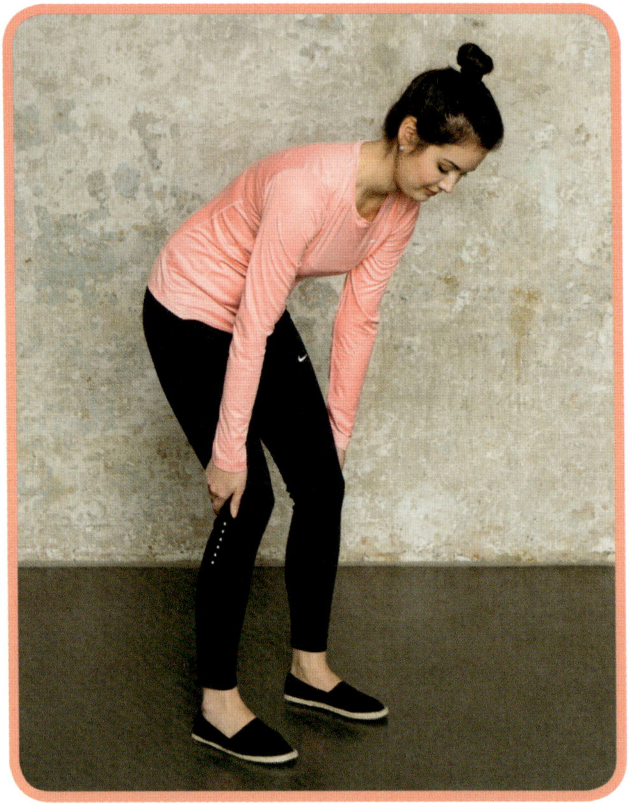

## Meridian Tap BL 40

Klopfen Sie kraftvoll mit beiden Händen in beide Kniekehlen auf den sogenannten Blasenmeridian 40.

**Dauer:** mindestens 1 Minute
**Wirkung:** lockert und entlastet den unteren Rücken, regt den Kreislauf an

# Meridian Tap MA 36

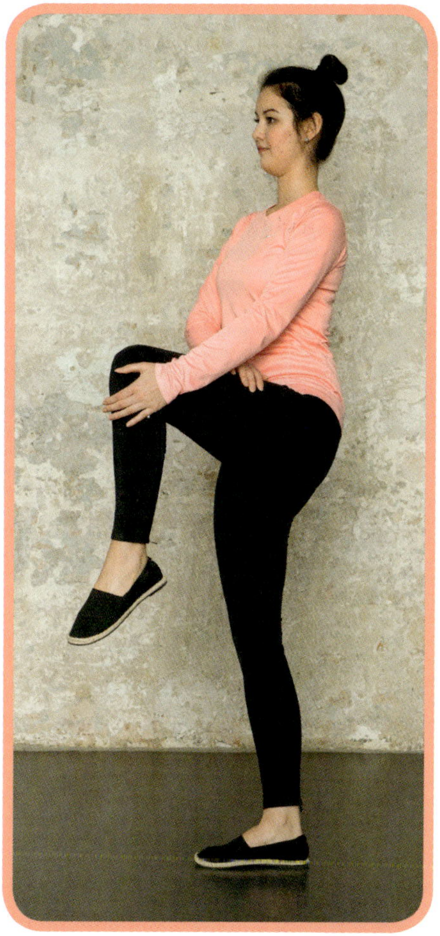

1. Die Augen schauen geradeaus. Heben Sie das linke Bein in Hüfthöhe [Crane Stance].
2. Klopfen Sie mit der linken Hand achtmal auf den sogenannten Magenmeridian 36. Dieser befindet sich etwa vier Fingerbreiten unter der Kniescheibe, in der Vertiefung zwischen Schienbein und vorderem Schienbeinmuskel. Die rechte Hand ruht gleichzeitig sanft auf dem linken Oberschenkel.
3. Wechseln Sie dann das Standbein.

**Dauer:** 8 × je Seite
**Wirkung:** schult das Gleichgewicht, stärkt Lebenskraft und Ausdauer, hilft bei Erschöpfung und Müdigkeit
**Hinweis:** Bei Schwangerschaft ist die starke und/oder wiederholte Stimulation dieses Punktes wegen seiner absenkenden Wirkung nicht geeignet!

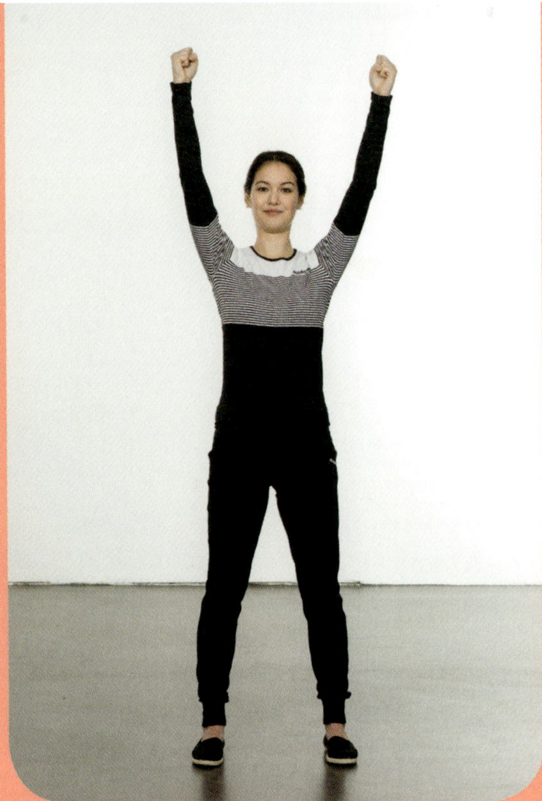

# Start in den Tag mit Qi-Fitness

»Mach deine Pläne fürs Jahr im Frühling und die für den Tag frühmorgens«, lautet eine chinesische Weisheit. Beginnen Sie daher Ihren Morgen mit energievollen Qi-Fitness-Übungen, die Ihnen Kraft und Schwung und die Motivation für den Tag bringen. Die Bewegungsabläufe im Qigong haben nicht nur eine beruhigende Wirkung auf Körper und Geist, sondern schulen auch das Gleichgewicht, die Koordination und die Standfestigkeit. Und denken Sie daran: Wer fest im Leben steht, fällt nicht so schnell aus dem Gleichgewicht.

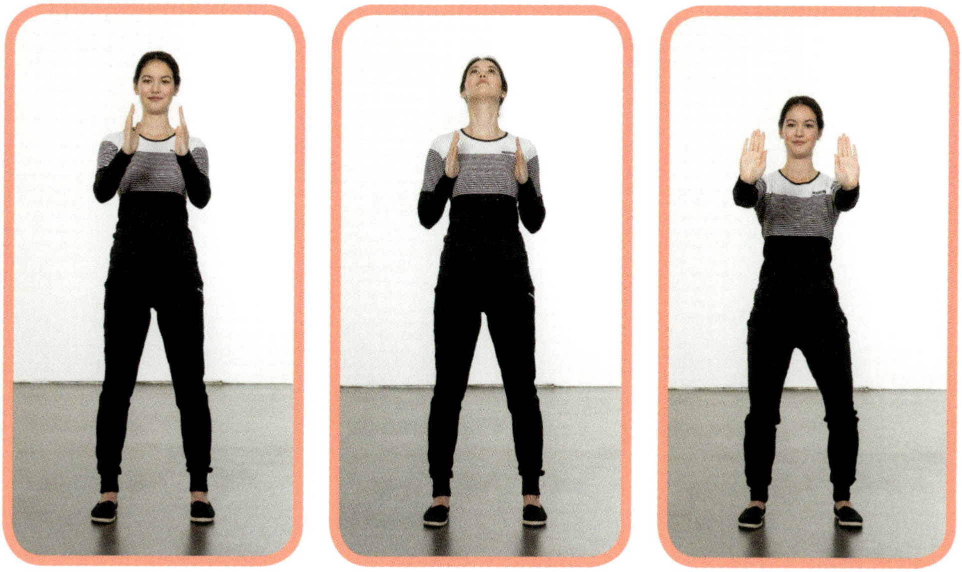

## Vitality Breath

1. Stehen Sie im schulterbreiten Stand, die Arme sind angewinkelt, die Handinnenflächen zeigen zueinander (Empty Hand).
2. Beim Einatmen ziehen Sie beide Arme zum Körper, die Finger zeigen nach oben und befinden sich auf Höhe der Achselhöhle. Neigen Sie den Kopf leicht nach hinten.
3. Beim Ausatmen strecken Sie die Arme nach vorn, der Blick geht geradeaus. Beugen Sie die Beine, als ob Sie auf einem imaginären Stuhl sitzen würden.

**Dauer:** 8 × wiederholen
**Wirkung:** dehnt den Brustkorb, stimuliert die Schilddrüse, kräftigt die Oberschenkelmuskulatur

## Flower Power

1. Stehen Sie im schulterbreiten Stand. Die Handrücken berühren sich unterhalb des Bauchnabels.
2. Bewegen Sie beim Einatmen die Arme vor dem Körper nach oben und öffnen Sie sie, bis sie ein V bilden.
3. Bewegen Sie beim Ausatmen die Arme abwärts und klopfen Sie kräftig auf die Innenseite der Oberschenkel.
4. Bewegen Sie beim Einatmen Ihre Arme wieder nach oben bis in Schulterhöhe. Dabei berühren sich die Handrücken.
5. Beim Ausatmen öffnen Sie die Handflächen nach außen, die Handgelenke berühren sich dabei. Gedanklich öffnet sich vor Ihrem geistigen Auge eine schöne Blume.
6. Strecken Sie die Arme wieder nach oben wie ein V.

**Dauer:** mindestens 8 × wiederholen
**Wirkung:** erweckt Lebensfreude, erzeugt ein Gefühl der Leichtigkeit, stärkt inneres Wachstum, Liebe und innere Schönheit

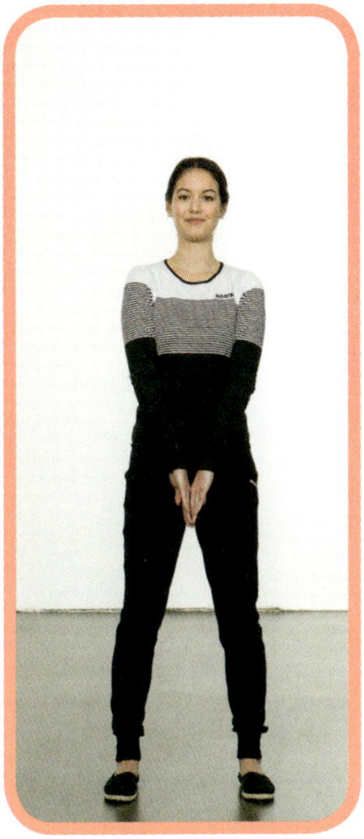
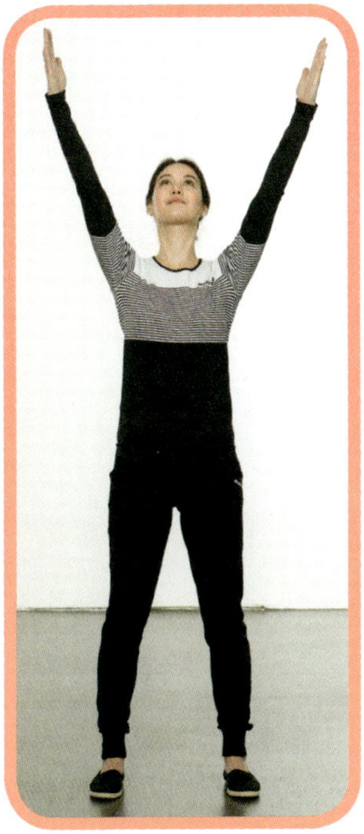
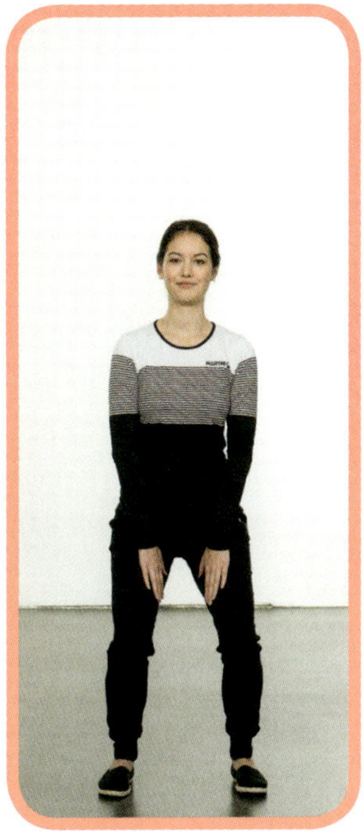
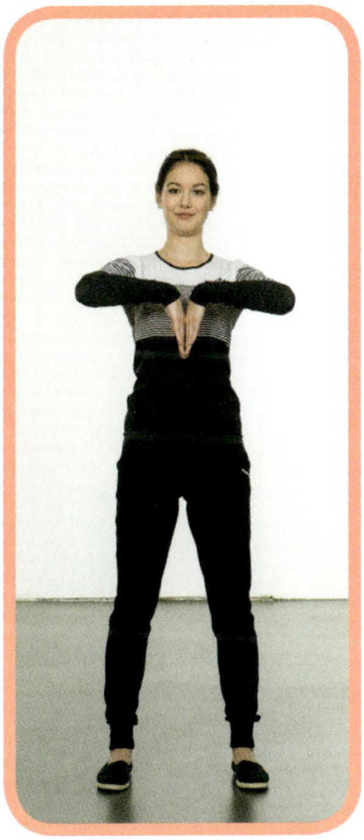
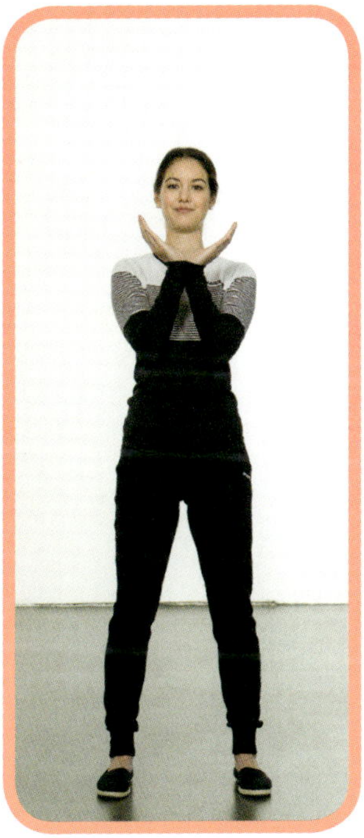
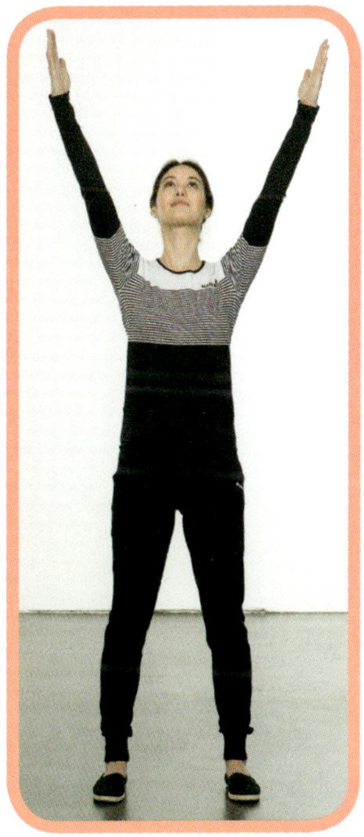

# Ich bin topfit

1. Beugen Sie den Oberkörper leicht vor, legen Sie die Handflächen auf die Knie und sagen Sie dabei laut: »Ich.«
2. Klopfen Sie mit den Handflächen auf die Oberschenkel und sagen Sie: »Bin.«
3. Klopfen Sie in aufrechter Haltung auf die Brust und sagen Sie: »Top«.
4. Strecken Sie zum Schluss die Arme in die Höhe und rufen Sie: »Fit«.

**Dauer:** 8 × wiederholen
**Wirkung:** vitalisiert die Lebensenergie Qi, Motivationshilfe für den Tag, gibt pure Lebensfreude

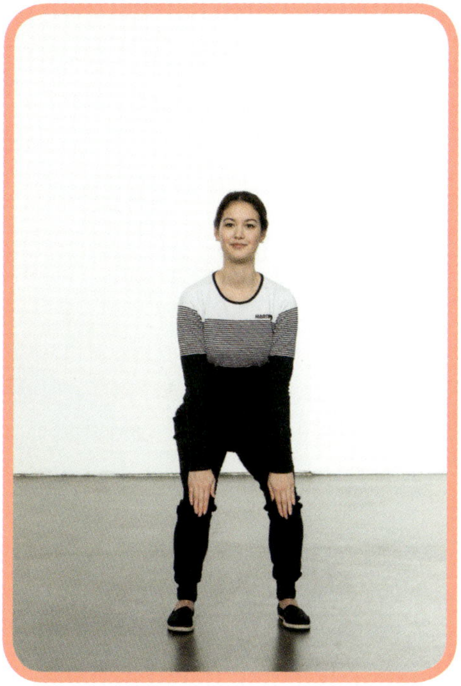

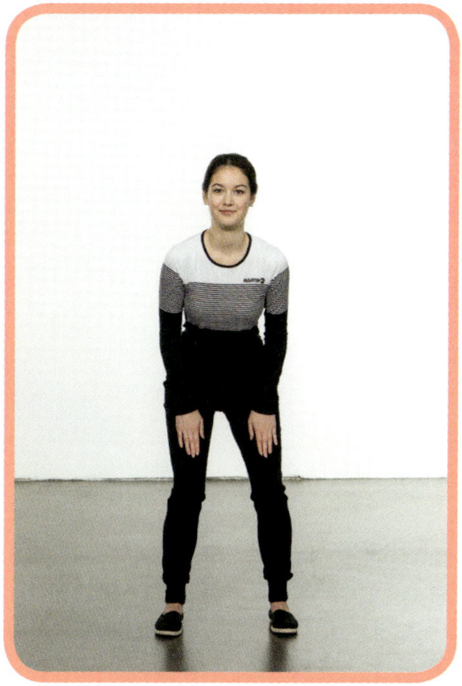

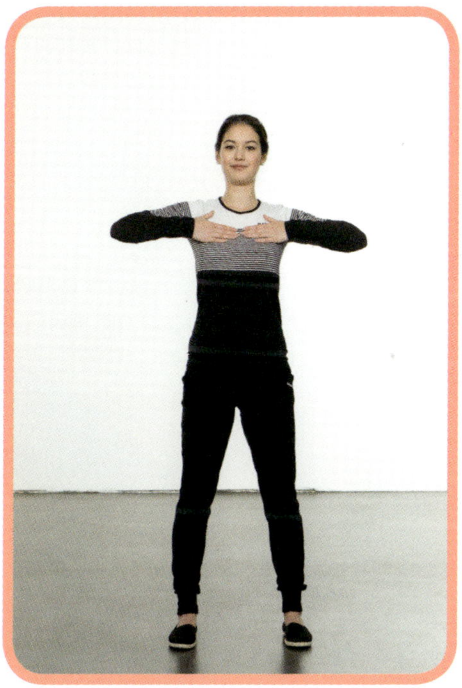

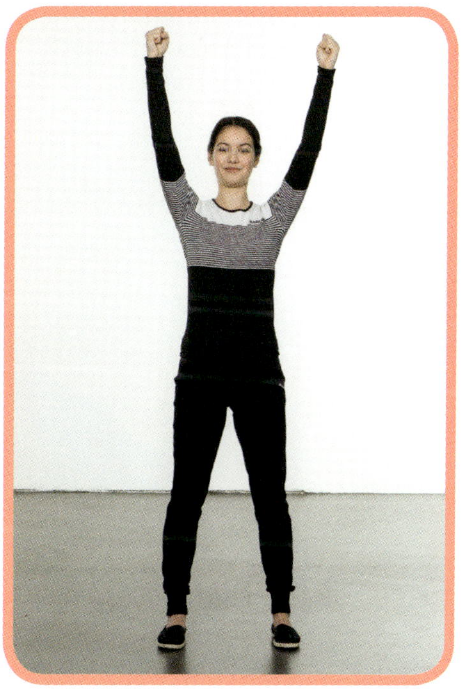

# Qi-Akupressur für einen guten Start in den Tag

Die folgenden Akupressurübungen können Sie auf dem Weg zur Arbeit im Bus oder in der Bahn ohne großen Aufwand anwenden und Sie bleiben vitalisiert, konzentriert und wach.

Es gibt verschiedene Akupressurtechniken. Dazu gehören Druck, Klopfen mit dem Daumen- oder Fingernagel, festes Drücken eines Punktes oder sanftes Klopfen mit den Fingern. Im Folgenden werde ich Ihnen Wirkung, Dauer und Technik darstellen.

**Wichtige Hinweise zur Akupressur:** Die folgenden Tipps wurden nach bestem Wissen erstellt, dennoch kann für die Anwendung und deren Folgen keine Haftung übernommen werden. Schwangere sollten im Vorfeld einer Akupressuranwendung mit ihrem Arzt oder Therapeuten sprechen. Eine Akupressur ersetzt keine Behandlung durch einen Arzt und Sie sollten es Ihrem Arzt mitteilen, sofern Sie Akupressur regelmäßig anwenden.

## Perikard 9 – Ansturm der Mitte

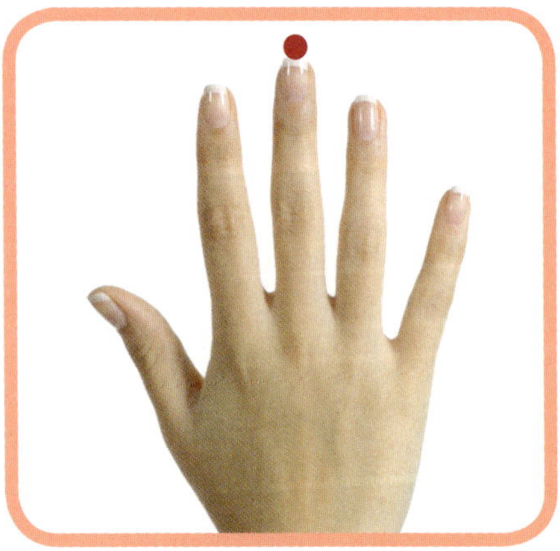

Drücken Sie kräftig mit dem Daumen am Nagelende des Mittelfingers.

**Dauer:** ca. 30 Sekunden
**Wirkung:** vertreibt Müdigkeit, belebt die Sinne, wirkt vitalisierend

## Dumai 26 – Mitte des Menschen

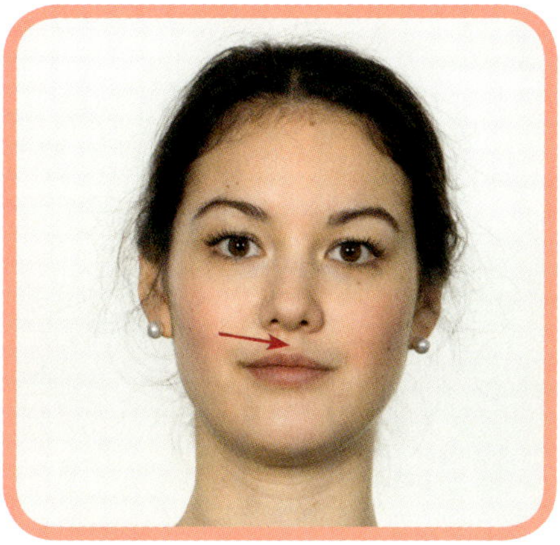

Drücken Sie kräftig mit dem Zeigefingernagel in die Oberlippenquerfalte.

**Dauer:** ca. 20–30 Sekunden
**Wirkung:** wirkt vitalisierend, steigert die Konzentrationsfähigkeit, Notfallpunkt bei Bewusstlosigkeit/Ohnmacht

## Magenmeridian 36 – drei Meilen am Fuß

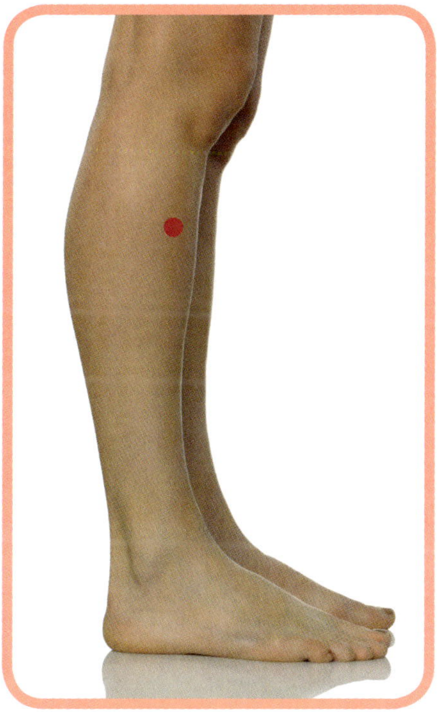

Klopfen Sie kräftig mit beiden Händen oder massieren Sie mit dem Daumen im Uhrzeigersinn. Der Punkt befindet sich etwa vier Fingerbreiten unter der Kniescheibe, in der Vertiefung zwischen Schienbein und vorderem Schienbeinmuskel.

**Dauer:** ca. 30–40 Sekunden
**Wirkung:** wirkt aktivierend, Meisterpunkt bei Erschöpfung, stärkt das Immunsystem (»Wachmachpunkt«, »Punkt der Langlebigkeit«)
**Hinweis:** Schwangere dürfen diesen Punkt nicht anwenden.

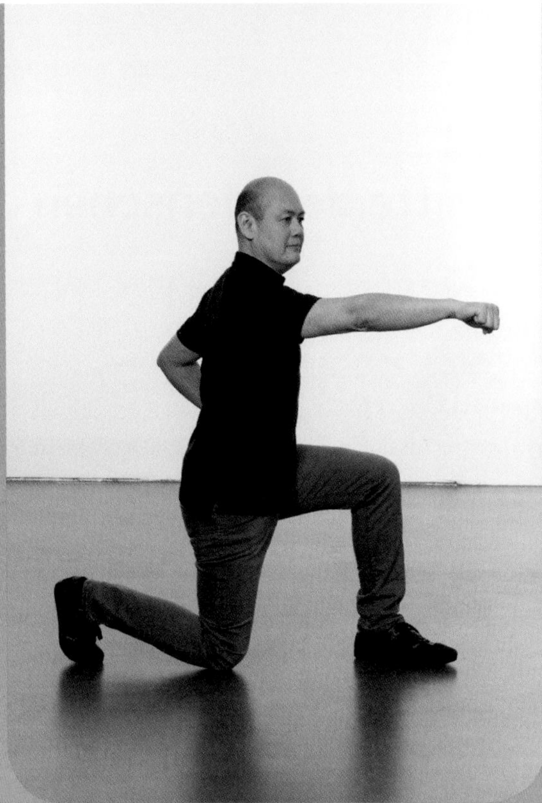

# Qi-Fitness für volle Power

Krafttraining muss nicht aufwendig sein. Wer einzelne Körperpartien trainieren will, muss kein Fitnessstudio besuchen, um die Muskelkraft zu stärken. Selbst im Büro lassen sich problemlos Übungen ausführen, mit denen Sie Ihre Muskulatur trainieren können. Hier einige Übungen für ein schnelles Relaxen, um wieder fit und erholt durchzustarten.

## Sprinter

1. Nehmen Sie wie bei einem Hundertmeterlauf die Startposition ein, indem Sie die Hände schulterbreit neben dem linken gebeugten Knie aufstützen, die Finger sind leicht abgespreizt. Der Blick geht nach vorn. Das linke Bein ist nach hinten gestreckt – nur die Zehenspitzen berühren den Boden –, die Ferse ist angehoben.
2. Verlagern Sie nun das Gewicht zur linken Seite, heben Sie dabei den rechten Arm und platzieren Sie die Hand vor dem Brustbein in Form einer »halben« Gebetshaltung.
3. Strecken Sie das linke Bein vor dem rechten Knie diagonal aus und halten Sie die Position kurz.

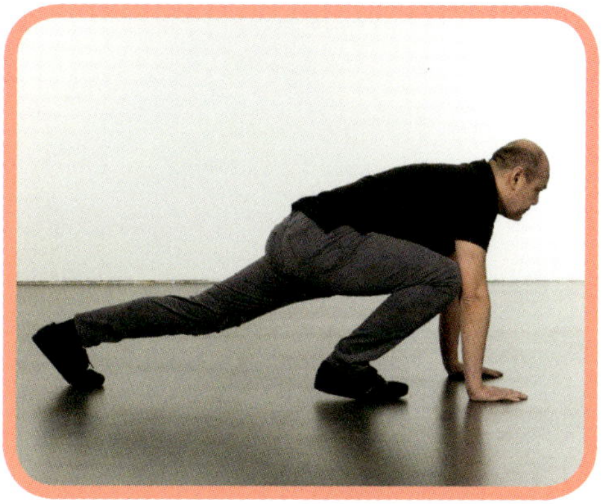

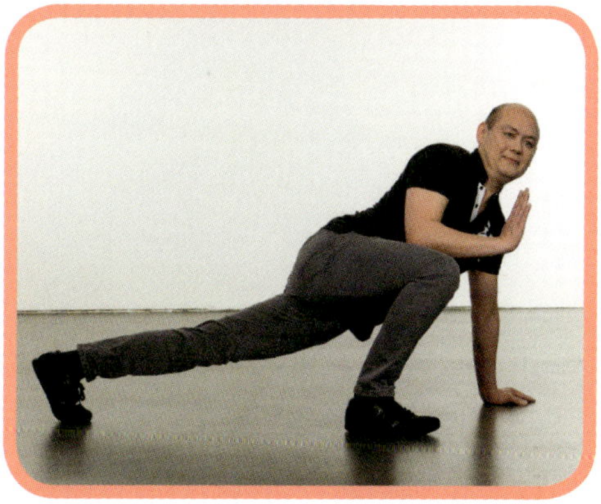

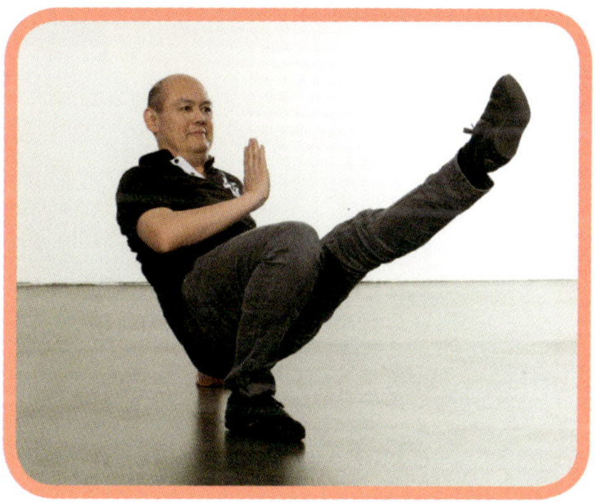

**Dauer:** 4 × je Seite
**Wirkung:** kräftigt die Bein- und Gesäßmuskulatur, fördert die Beweglichkeit, stärkt das Herz-Kreislauf-System, stärkt die Bauchmuskeln

## The Powerful Crane

1. Sie stehen im schulterbreiten Stand, ballen Ihre Hände zu Fäusten und legen diese mit dem Handrücken links und rechts auf den Rücken neben der Wirbelsäule.
2. Während Sie gleichmäßig ein- und ausatmen, massieren Sie Ihren Rücken 20- bis 30-mal kräftig mit beiden Fäusten auf und ab. Sobald der Rücken warm geworden ist, halten sie kurz inne.
3. Beim nächsten Ausatmen bewegen Sie Ihre Arme blitzschnell nach vorn und öffnen dabei beide Fäuste zur Empty Hand. Die Handinnenflächen zeigen dabei nach oben.

**Dauer:** 8 × wiederholen
**Wirkung:** Der Blasenmeridian, der entlang der Wirbelsäule verläuft, wird aktiviert. Dies löst Blockaden und Verspannungen im Rücken und wirkt harmonisierend auf alle Organe. Durch die Massage am Rücken und die schnellen Bewegungen der Fäuste nach vorn entsteht ein starkes Wärmegefühl, das sich bis in den Kopf bemerkbar macht. Das Herz-Kreislauf-System wird angeregt und somit der Sympathikus aktiviert. Man spürt, wie sich die Lebensenergie Qi im Körper verteilt. Die Stelle, an der die Massage erfolgt, nennt man auch den »Raum der Willenskraft«.

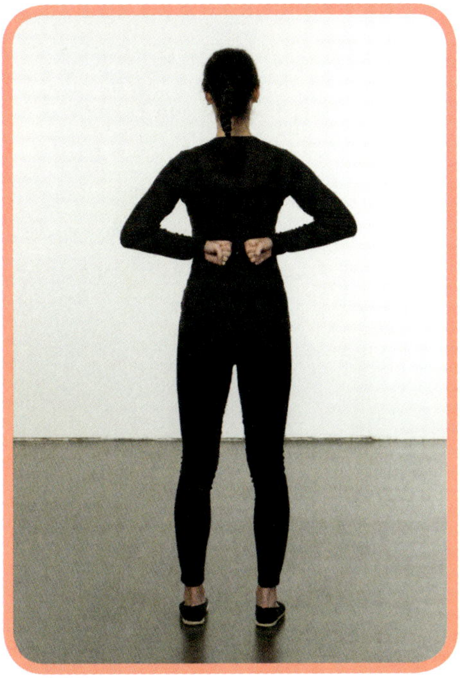

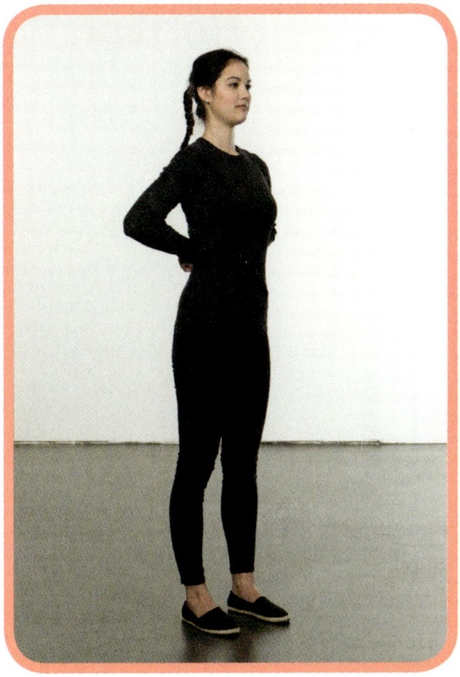

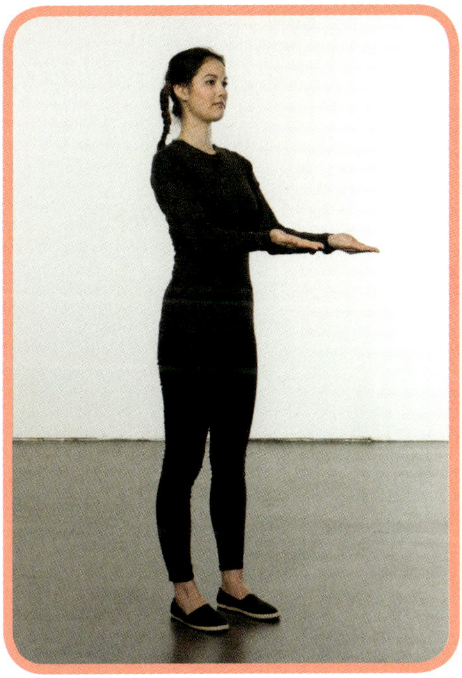

# Powerful Horizon

1. Sie stehen im schulterbreiten Stand und heben Ihre Arme mit geballten Fäusten vorwärts bis in Schulterhöhe an.
2. Beim Einatmen ziehen Sie die Arme an den Oberkörper heran.
3. Mit dem Ausatmen bewegen Sie die Arme nach vorn und öffnen langsam die Fäuste, gleichzeitig beugen Sie Ihre Knie. Der Blick ist nach vorn gerichtet.
4. Anschließend öffnen Sie die Fäuste so, als würden Sie einen Baum umarmen.
5. Während Sie einatmen, öffnen Sie die Arme nach außen und stehen aufrecht.

**Dauer:** 8 × wiederholen
**Wirkung:** kräftigt die Armmuskulatur, erweitert den Brustkorb zur Verbesserung der Atmung, füllt Lungenflügel mehr mit Sauerstoff

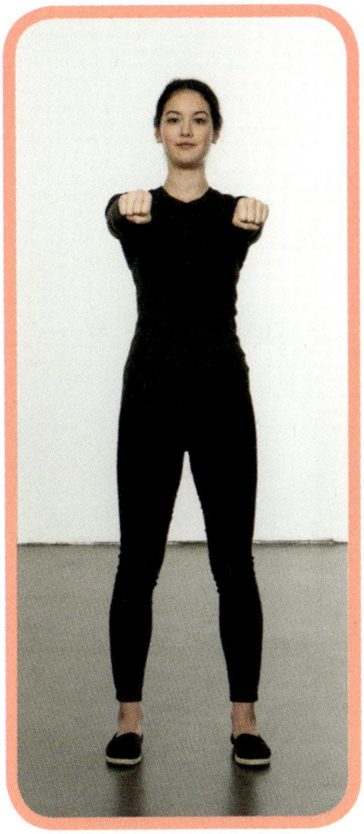

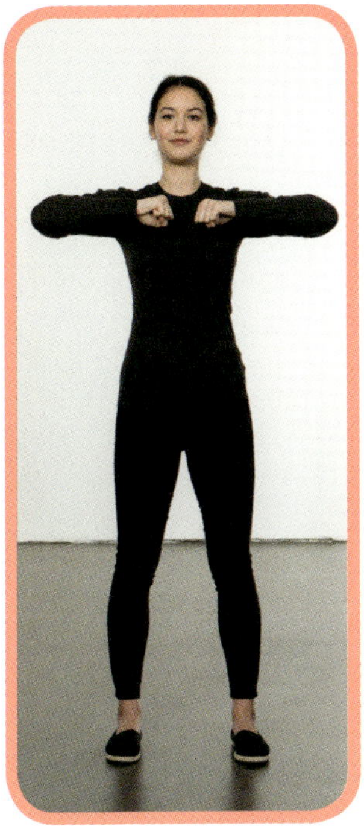

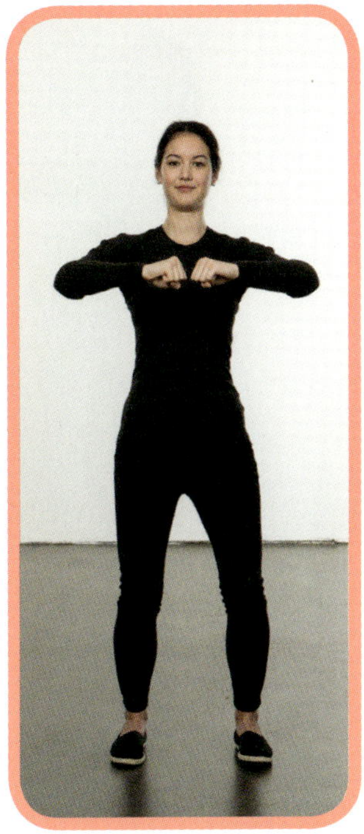

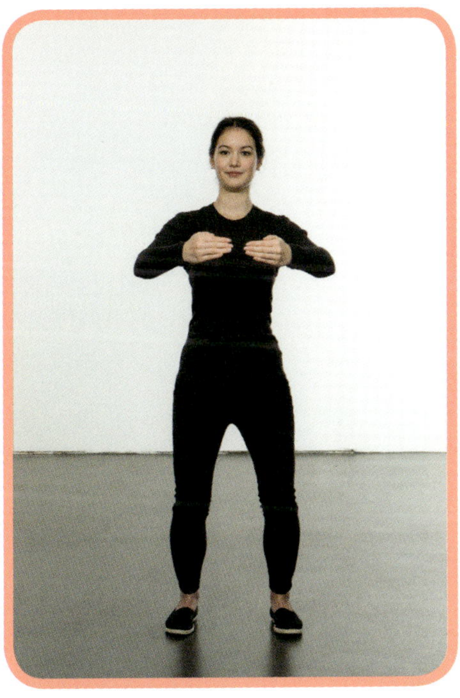

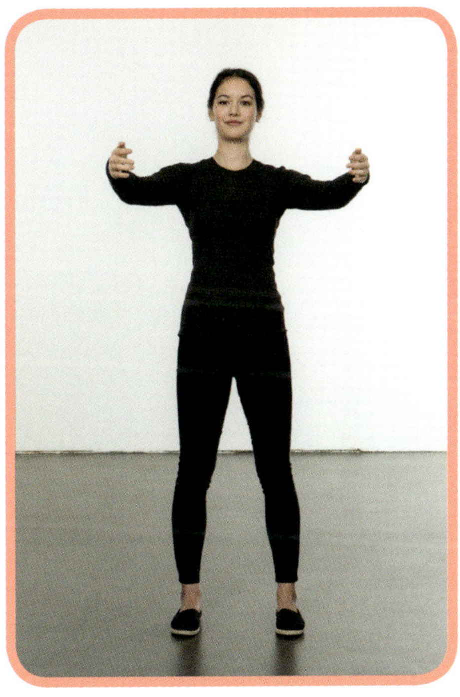

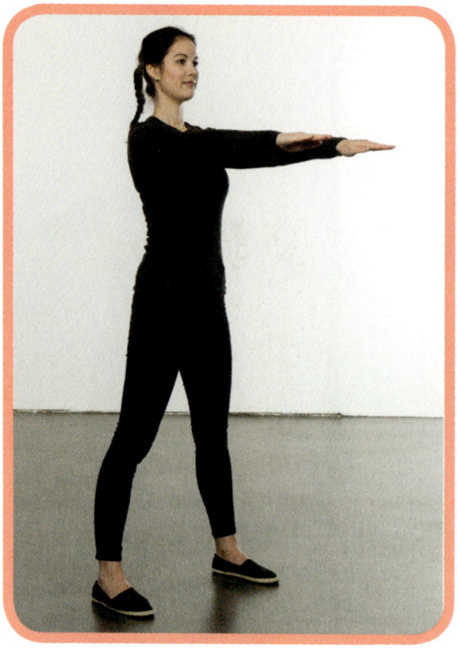

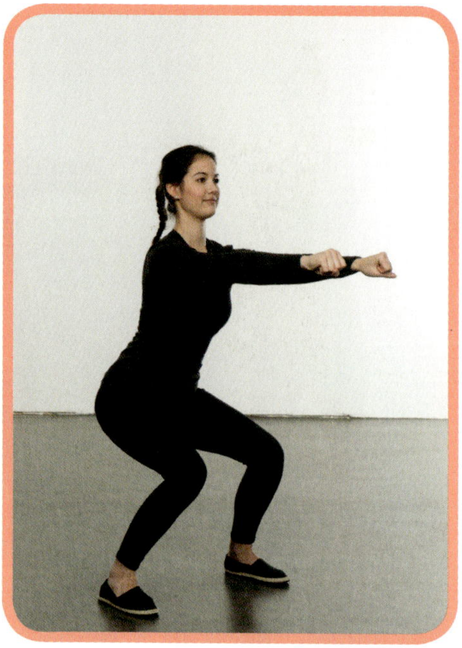

## Power-Mabu

1. Sie stehen aufrecht, die Arme befinden sich vor dem Körper auf Schulterhöhe. Die Fingerspitzen sind nach vorn ausgestreckt, die Handinnenflächen zeigen nach unten.
2. Beim Ausatmen beugen Sie die Beine, als ob Sie sich auf einen imaginären Stuhl setzen würden. Die beiden Hände werden zu Fäusten geballt. Das Knie darf dabei nicht über die Fußspitze gehen. Ihr Oberkörper ist in der Brust- und Lendenwirbelsäule gestreckt und bleibt die ganze Zeit aufrecht.
3. Kehren Sie in die Ausgangsposition zurück.

**Dauer:** mindestens 12 × wiederholen
**Wirkung:** kräftigt die Arm-, Oberschenkel- und Rückenmuskulatur, schult die Konzentrationsfähigkeit

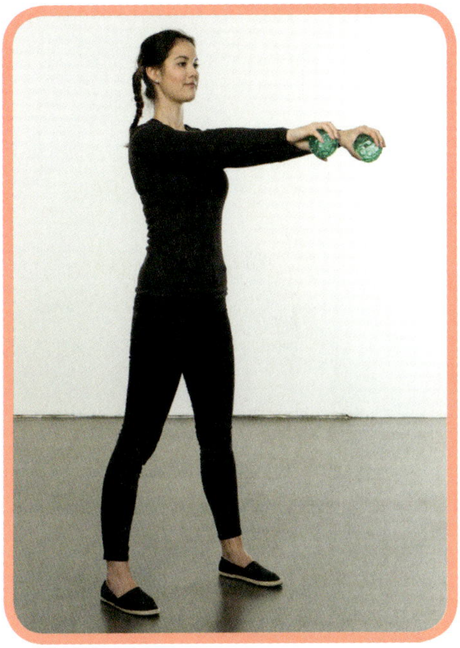

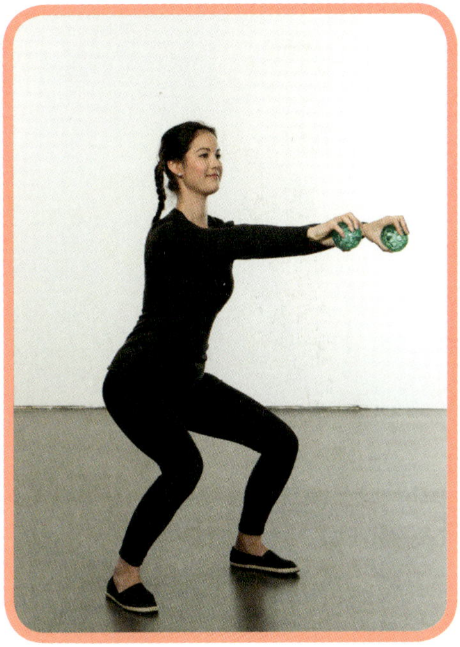

## Power-Mabu mit Bällen

1. Sie stehen aufrecht, die Arme befinden sich vor dem Körper auf Schulterhöhe. Die Hände halten zwei elastische Bälle.
2. Beim Ausatmen beugen Sie die Beine, als ob Sie sich auf einen imaginären Stuhl setzen würden, und drücken dabei die Bälle kraftvoll zusammen. Das Knie darf dabei nicht über die Fußspitze gehen. Ihr Oberkörper ist in der Brust- und Lendenwirbelsäule gestreckt und bleibt die ganze Zeit aufrecht.
3. Kehren Sie in die Ausgangsposition zurück.

**Dauer:** mindestens 12 × wiederholen
**Wirkung:** kräftigt die Arm-, Oberschenkel- und Rückenmuskulatur, schult die Konzentrationsfähigkeit

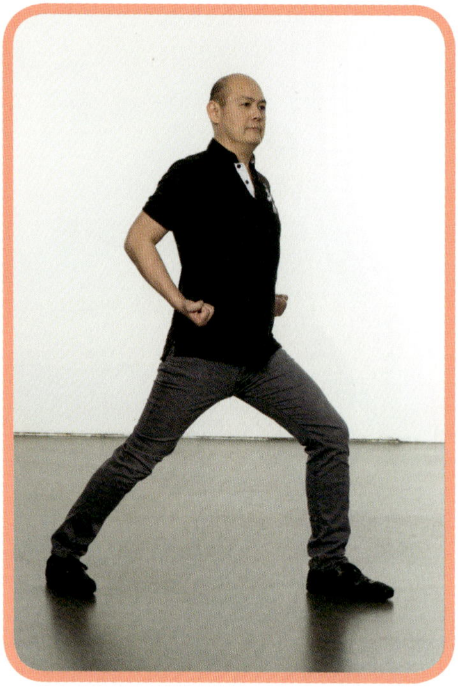

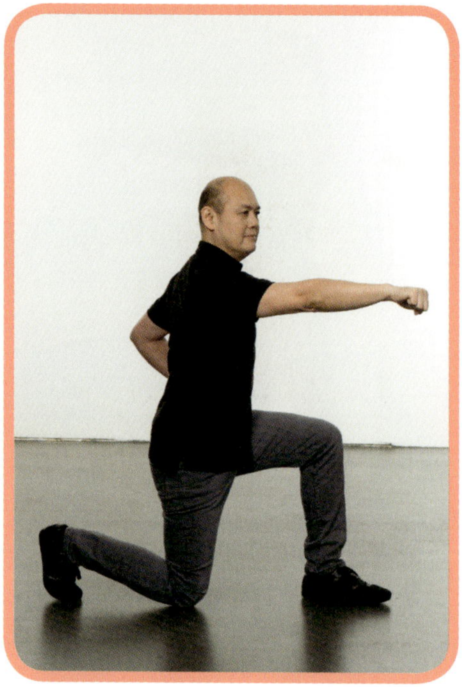

## Gong Bu Punch

1. Stehen Sie hüftbreit und aufrecht, das linke Bein ist gebeugt, das rechte Bein ist durchgestreckt. Ballen Sie die Hände zu Fäusten und legen Sie sie an die Hüfte.
2. Beim nächsten Ausatmen beugen Sie das rechte Knie möglichst tief in Richtung Boden. Der Oberkörper bleibt in aufrechter Position. Führen Sie mit dem rechten Arm einen kräftigen Fauststoß nach vorn aus. Das Knie darf dabei nicht über die Fußspitze gehen.

**Dauer:** 8 × links, 8 × rechts
**Wirkung:** kräftigt die Arm-, Bein- und Gesäßmuskulatur, fördert die Konzentration, stärkt das Herz-Kreislauf-System

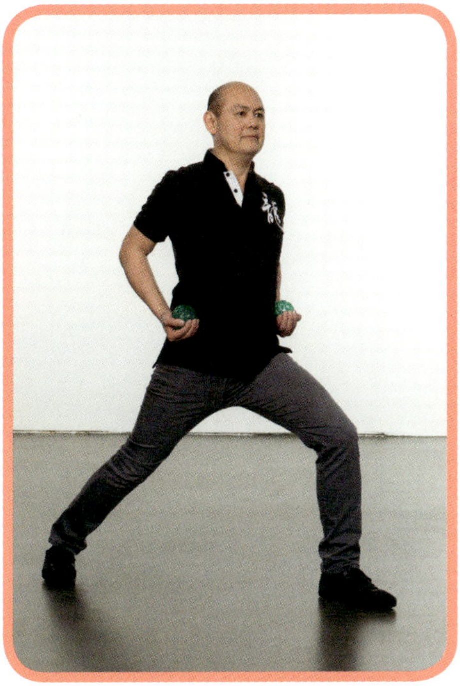

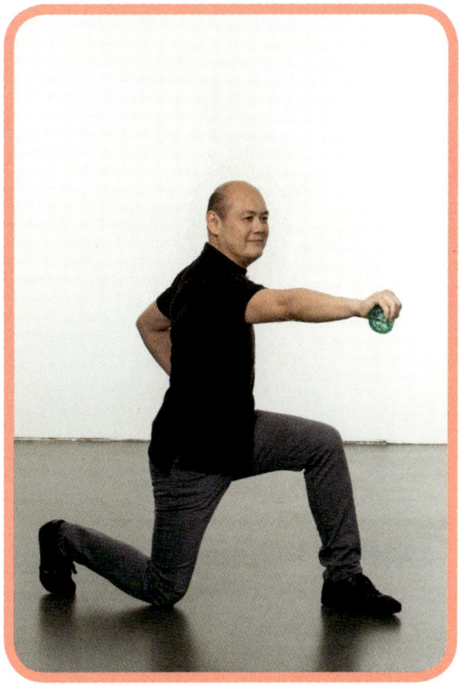

## Gong Bu Punch mit Bällen

1. Stehen Sie hüftbreit und aufrecht, das linke Bein ist gebeugt, das rechte Bein durchgestreckt. Die Hände halten elastische Bälle und werden an beide Hüften angelegt.
2. Beim nächsten Ausatmen beugen Sie das rechte Knie möglichst tief in Richtung Boden. Der Oberkörper bleibt in aufrechter Position. Führen Sie mit dem rechten Arm einen kräftigen Fauststoß nach vorn aus und drücken Sie kraftvoll die beiden Bälle zusammen. Das Knie darf dabei nicht über die Fußspitze gehen.

**Dauer:** 8 × links, 8 × rechts
**Wirkung:** kräftigt die Arm-, Bein- und Gesäßmuskulatur, fördert die Konzentration, stärkt das Herz-Kreislauf-System

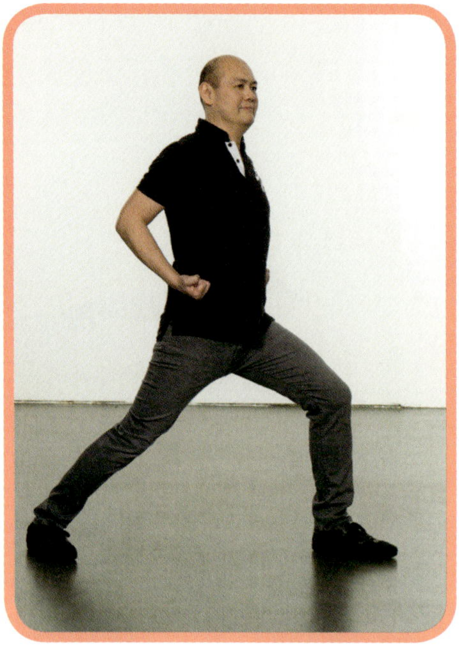

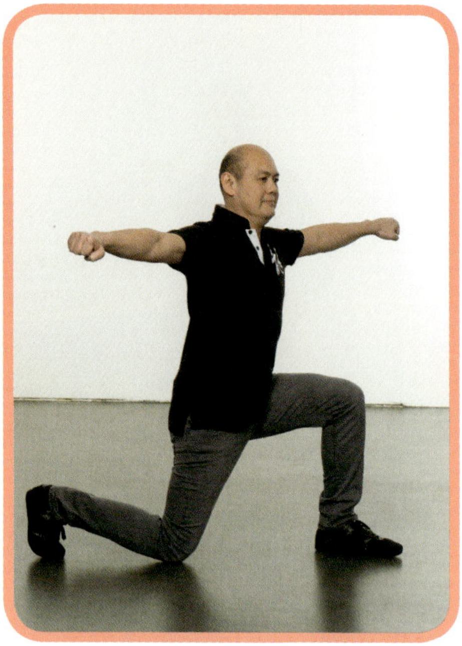

## Gong Bu Punch seitlich

1. Stehen Sie hüftbreit und aufrecht, das linke Bein ist gebeugt, das rechte Bein durchgestreckt. Ballen Sie die Hände zu Fäusten und legen Sie sie an die Hüfte.
2. Beim nächsten Ausatmen beugen Sie das rechte Knie möglichst tief in Richtung Boden. Wenn möglich, den Boden berühren. Der Oberkörper bleibt in aufrechter Position. Strecken Sie beide Arme kraftvoll zur Seite und halten Sie diese Position drei Sekunden. Das Knie darf dabei nicht über die Fußspitze gehen.
3. Kehren Sie in die Ausgangsposition zurück.

**Dauer:** 8 × links, 8 × rechts
**Wirkung:** kräftigt die Arm-, Bein- und Gesäßmuskulatur, fördert die Konzentration, stärkt das Herz-Kreislauf-System

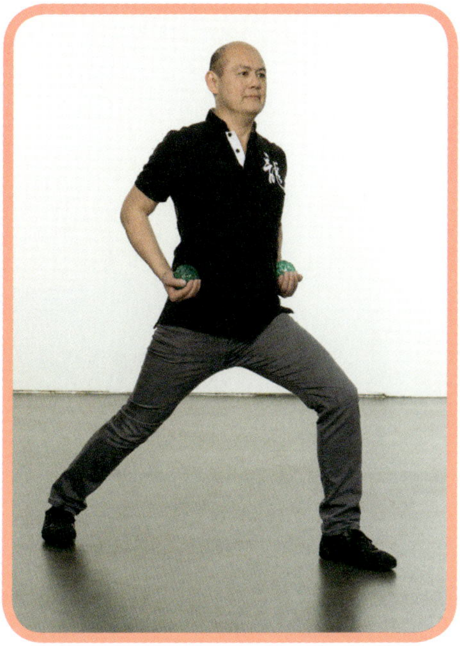
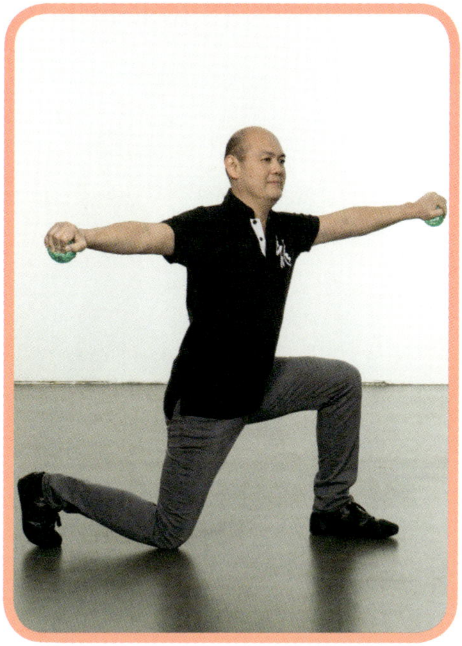

## Gong Bu Punch seitlich mit Bällen

1. Stehen Sie hüftbreit und aufrecht, das linke Bein ist gebeugt, das rechte Bein durchgestreckt. Die Hände halten elastische Bälle und werden an die Hüfte gelegt.
2. Beim nächsten Ausatmen beugen Sie das rechte Knie möglichst tief in Richtung Boden. Wenn möglich, den Boden berühren. Der Oberkörper bleibt in aufrechter Position. Strecken Sie beide Arme kraftvoll zur Seite und drücken Sie die Bälle kraftvoll zusammen. Halten Sie diese Position drei Sekunden. Das Knie darf dabei nicht über die Fußspitze gehen.

**Dauer:** 8 × links, 8 × rechts
**Wirkung:** kräftigt die Arm-, Bein- und Gesäßmuskulatur, fördert die Konzentration, stärkt das Herz-Kreislauf-System

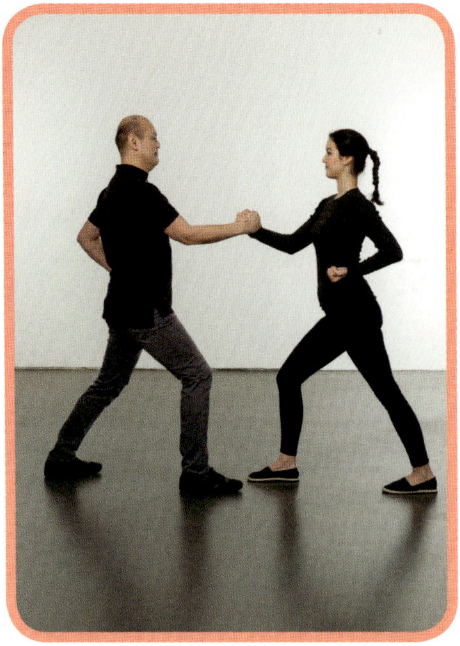

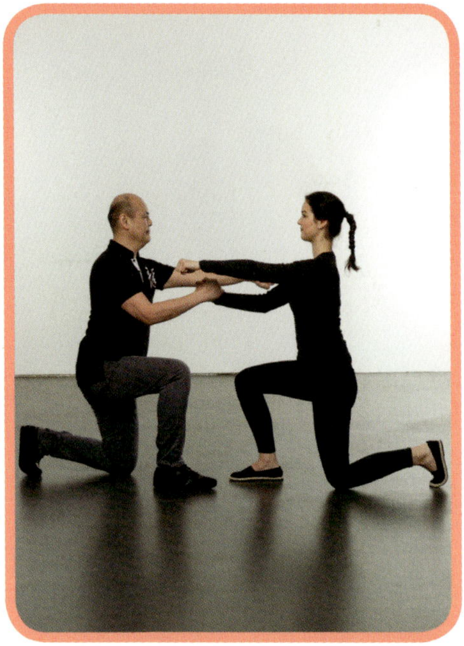

## Gong Bu Punch mit Partner

1. Stellen Sie sich Ihrem Partner gegenüber im schulterbreiten Stand auf. Halten Sie die rechte Hand Ihres Partners. Die linke Faust halten Sie auf Hüfthöhe.
2. Beim nächsten Ausatmen beugen Sie das linke Knie möglichst tief in Richtung Boden. Wenn möglich, den Boden berühren. Mit dem linken Arm machen Sie einen Fauststoß nach vorn.
3. Kehren Sie in die Ausgangsposition zurück.

**Dauer:** 8 × links, 8 × rechts
**Wirkung:** kräftigt die Bein- und Gesäßmuskulatur, fördert die Beweglichkeit, stärkt das Herz-Kreislauf-System, stärkt das Empathiegefühl

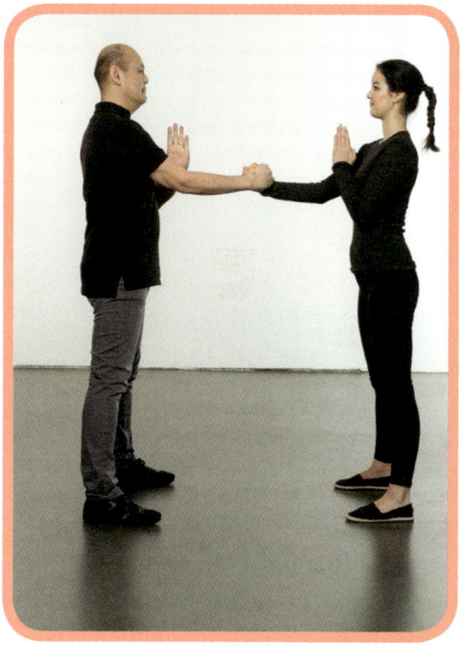
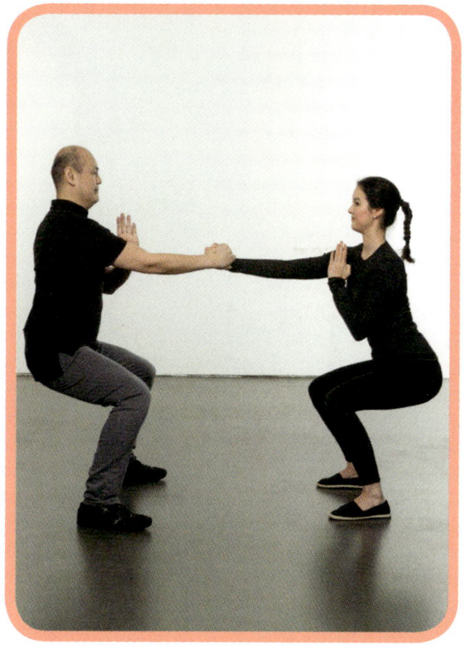

## Mabu mit Partner

1. Stellen Sie sich Ihrem Partner gegenüber im schulterbreiten Stand auf. Halten Sie die rechte Hand Ihres Partners. Die linke Hand ist in Gebetshaltung vor dem Körper.
2. Gehen Sie gleichzeitig in die Mabu-Stellung.

**Dauer:** 8 × links, 8 × rechts
**Wirkung:** kräftigt die Bein- und Gesäßmuskulatur, fördert die Beweglichkeit, stärkt das Herz-Kreislauf-System, stärkt das Empathiegefühl

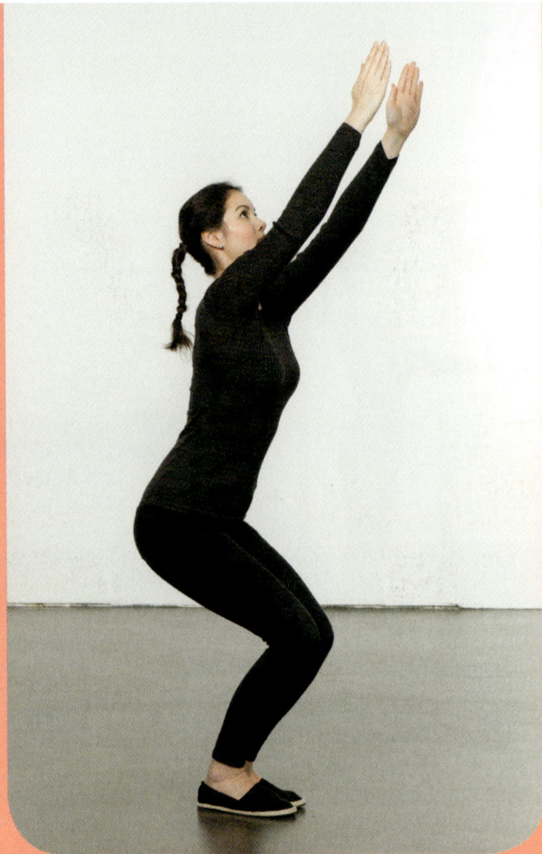

# Qi-Fitness fürs Büro

Sitzen ist das neue Rauchen. Ertappen Sie sich auch dabei, dass Sie viel zu lange auf Ihrem Bürostuhl hocken – bei Meetings, dem Beantworten von E-Mails und in der Mittagspause? Bewegung hilft, die verspannten Muskeln zu lockern und Kraft für frische neue Gedanken zu sammeln. Wandeln Sie Ihr Mittagstief in ein Motivationshoch und machen Sie Ihr Büro zur Qi-Fitness-Lounge.

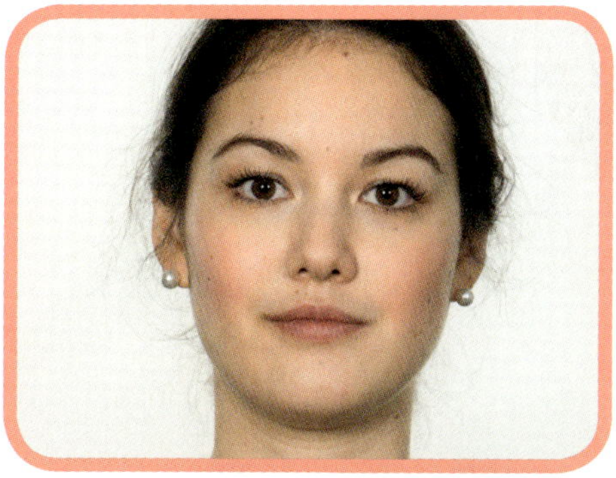
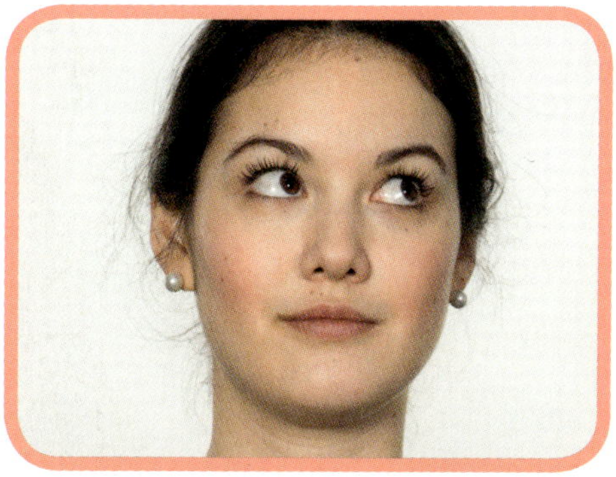
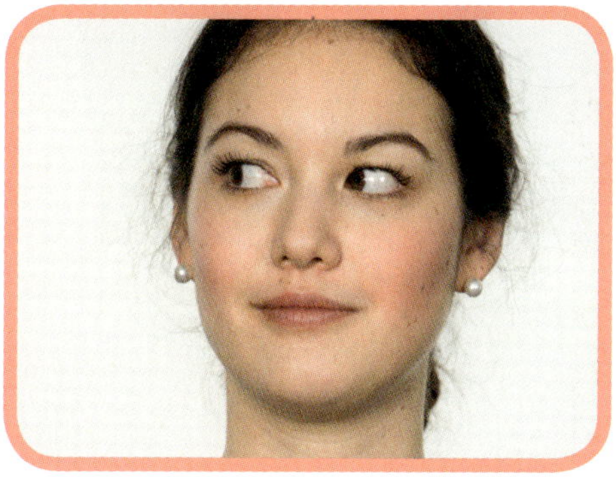
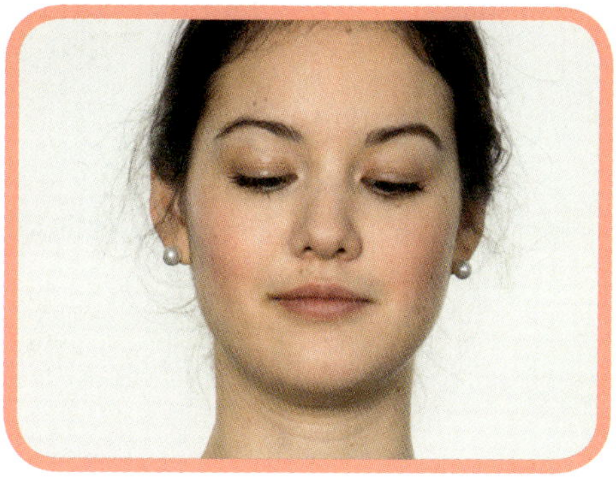

## Eye Moves

Mit Eye Moves können Sie Ihre Augen entspannen. Besonders, wenn Sie lange Zeit vor dem Computer sitzen, werden Ihre Augen müde.

1. Blicken Sie in die Ferne.
2. Lassen Sie Ihren Blick nach links oben wandern.
3. Blicken Sie nach rechts.
4. Senken Sie zum Schluss Ihren Blick.

**Dauer:** 1–2 Minuten in verschiedene Richtungen blicken
**Wirkung:** kräftigt die Augäpfel, Gymnastik und Entspannung für die Augen

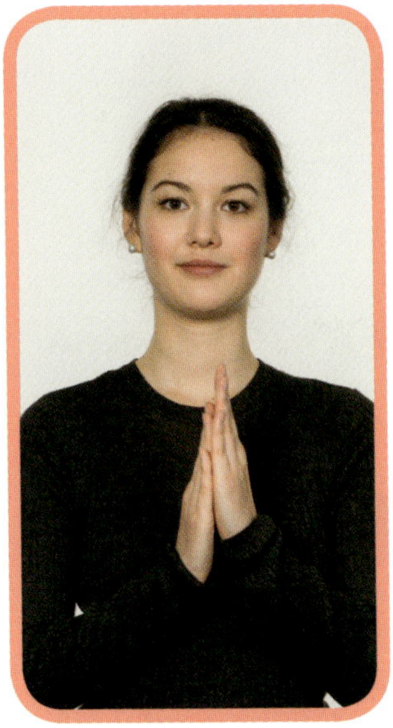
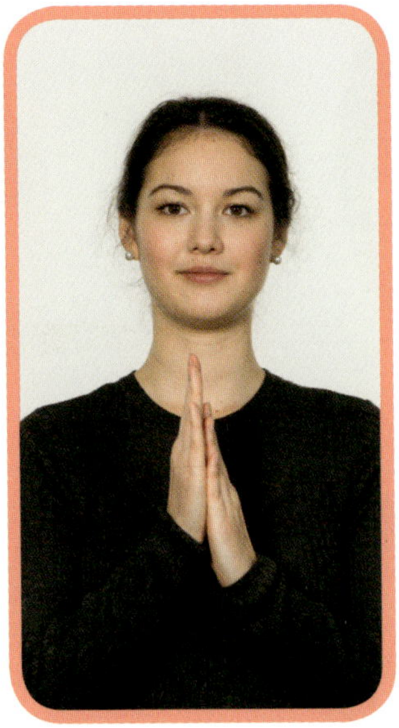
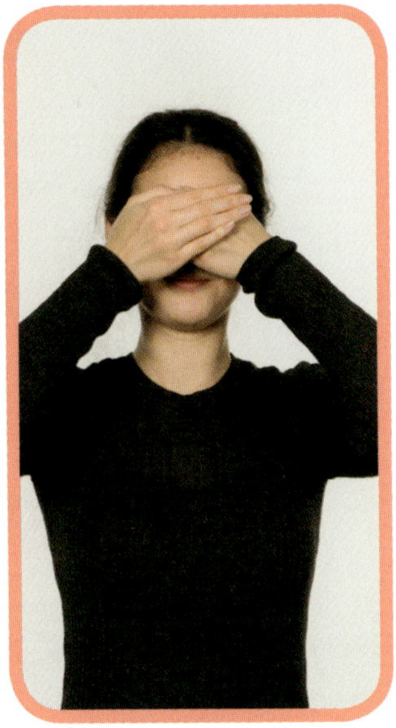

## Palming

Eine Entspannung für die Augen bedeutet auch, alle visuellen Reize auszuschalten.

1. Reiben Sie Ihre Hände aneinander, bis sie sich erwärmen.
2. Decken Sie beide Augen mit den gewölbten Handflächen ab. Sie können sich dabei auch mit den Ellenbogen auf dem Tisch abstützen. Entspannen Sie einige Minuten. Sie fühlen sich schon bald wieder erfrischt und ausgeruht.
3. Anschließend massieren Sie Ihre Augenbrauen und die Schläfen.

**Dauer:** 1–2 Minuten
**Wirkung:** entspannt und beruhigt die Augen, führt zu innerer Ruhe und Gelassenheit, kann die Produktion der Tränenflüssigkeit aktivieren

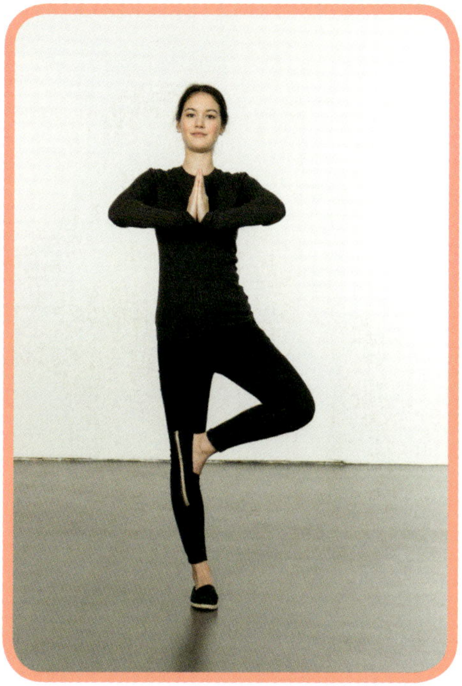
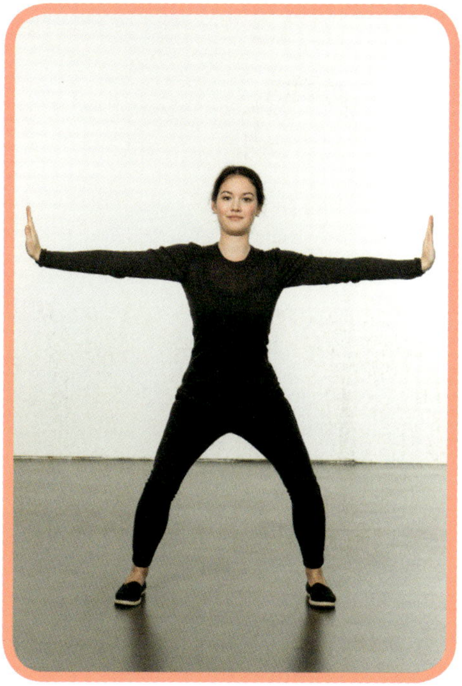

## Little Buddha

1. Stehen Sie auf dem rechten Bein und legen Sie den linken Fuß auf das rechte Knie. Halten Sie die Hände in der Gebetshaltung vor dem Körper.
2. Ausatmend beugen Sie die Beine und schieben Ihre Arme seitlich kraftvoll aus.

**Dauer:** 8 × links, 8 × rechts
**Wirkung:** schult das Gleichgewicht, kräftigt die Oberschenkel- und Armmuskulatur

# Sky Hand

1. Beugen Sie den Oberkörper leicht nach vorn. Die Arme überkreuzen sich und die Hände liegen auf den Knien. Die Augen sind geradeaus gerichtet.
2. Nehmen Sie den Reitersitz ein, legen Sie die rechte Hand auf den Oberschenkel und strecken Sie den linken Arm nach vorn.
3. Heben Sie den linken Arm ganz nach oben. Die Handinnenfläche zeigt dabei nach oben, als würden Sie die Decke stützen.
4. Kehren Sie in die stehende Ausgangsposition zurück und wechseln Sie zur anderen Seite. Die Knie dürfen dabei nicht über die Fußspitze gehen.

**Dauer:** 6 × wiederholen, Fortgeschrittene 12 × wiederholen
**Wirkung:** löst Verspannungen im Schulterbereich, lindert Rückenschmerzen, stärkt die Wirbelsäule, kräftigt die Oberschenkel, Energiekick pur

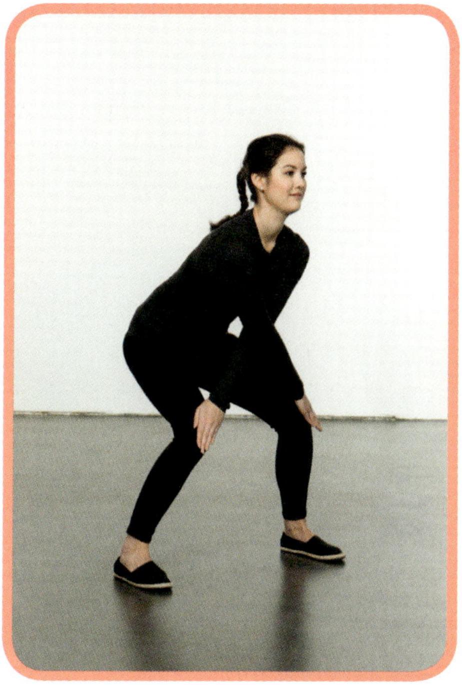

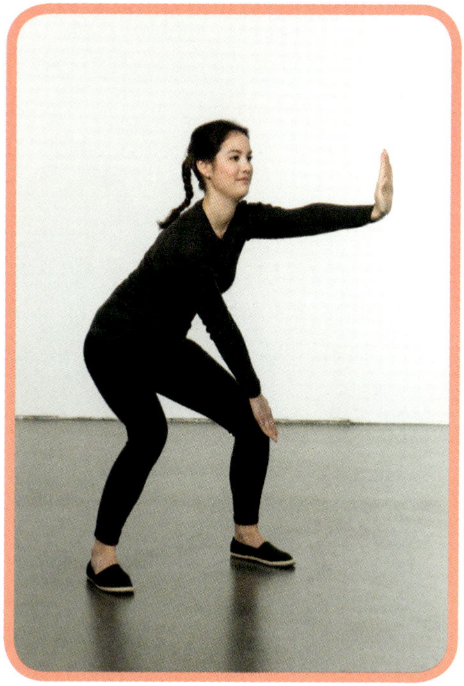

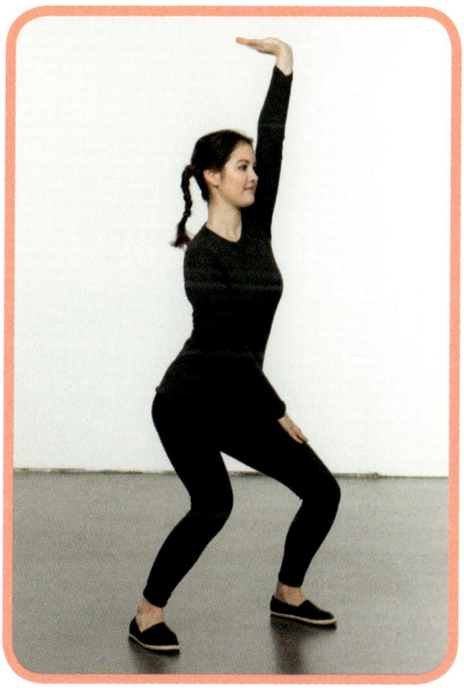

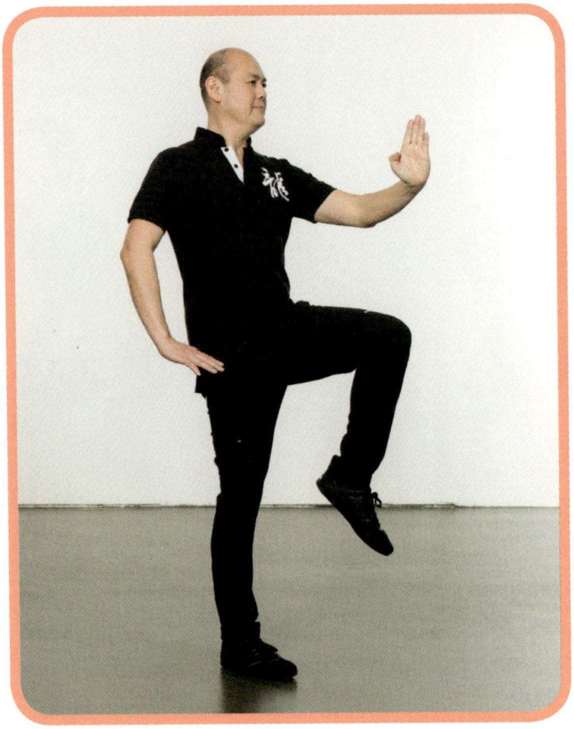

## Golden Flamingo

1. Winkeln Sie das linke Bein um 90 Grad an. Die Spitze des Fußes zeigt dabei nach unten. Strecken Sie den rechten Arm seitlich am Körper nach unten aus, die Handfläche zeigt mit den Fingerspitzen nach vorn. Heben Sie den linken Arm leicht gebeugt, sodass sich die Hand über dem Knie befindet, die Fingerspitzen zeigen nach oben.
2. Halten Sie die Position für 10 Sekunden und wechseln Sie dann die Seiten.

**Dauer:** 8 × links, 8 × rechts
**Wirkung:** stärkt das Gleichgewicht und die Konzentrationsfähigkeit, kräftigt die Wadenmuskulatur und das Sprunggelenk

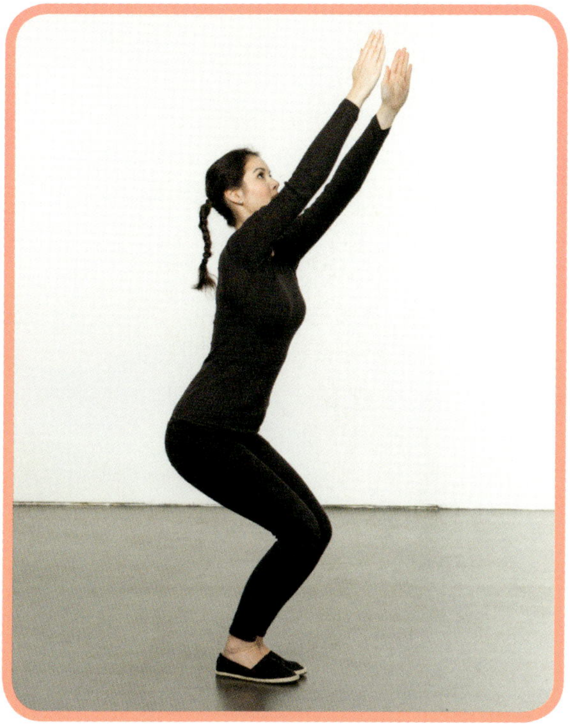

## Flash

1. Stellen Sie sich aufrecht hin, die Füße sind geschlossen.
2. Strecken Sie Ihre Arme nach oben, beugen Sie die Knie und kippen Sie das Becken nach hinten, als ob Sie sich auf einen Stuhl setzen würden. Achten Sie darauf, dass die Knie nicht über die Fußspitzen hinausragen.

**Dauer:** 4 × 30 Sekunden
**Wirkung:** festigt die Oberschenkelmuskeln, stärkt die Körperhaltung und die Rückenmuskulatur

# Touching Sky

1. Stehen Sie im schulterbreiten Stand und heben Sie die Arme mit dem Einatmen im Halbkreisbogen nach oben an.
2. Beim Ausatmen bewegen Sie die Hände vor dem Gesicht abwärts. Verschränken Sie dann die Handflächen unterhalb Ihres Kinns. Dabei atmen Sie aus.
3. Drehen Sie die Hände um, sodass die Handflächen nach außen zeigen.
4. Mit dem Einatmen strecken Sie die Arme über den Kopf, wobei beide Handflächen nach oben zeigen. Die Hände stützen gedanklich den Himmel. Der Blick richtet sich nach oben.
5. Richten Sie den Blick wieder geradeaus und heben Sie die Fersen an.
6. Senken Sie die Fersen wieder. Lösen Sie die Hände und bewegen Sie die Arme in einem großen Bogen nach außen und abwärts. Dabei atmen Sie aus. Anschließend kehren Sie in die Ausgangsposition zurück.

**Dauer:** 8 × links, 8 × rechts
**Wirkung:** erweitert die Lungenkapazität, stärkt die Rückenmuskulatur, regt die Verdauung an, verbessert das Balancegefühl, reguliert den Stoffwechsel

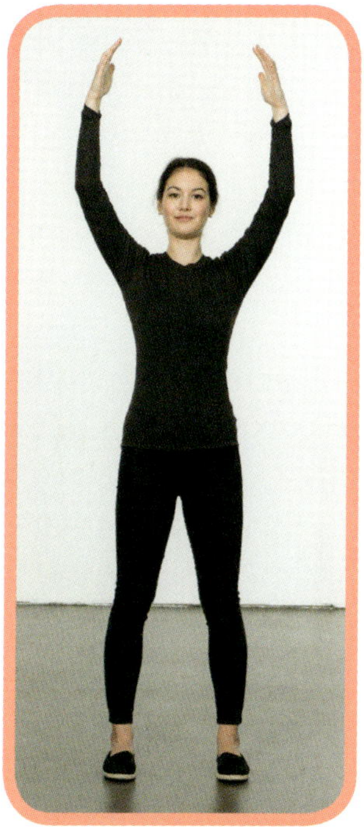

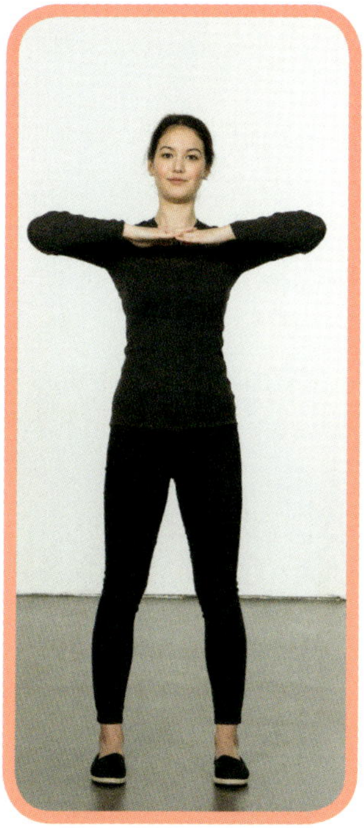

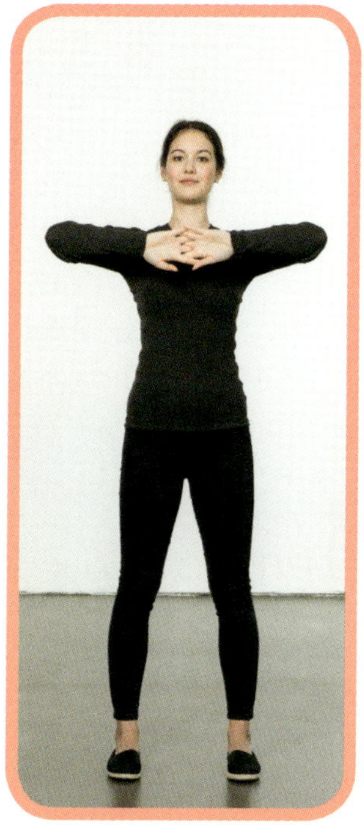

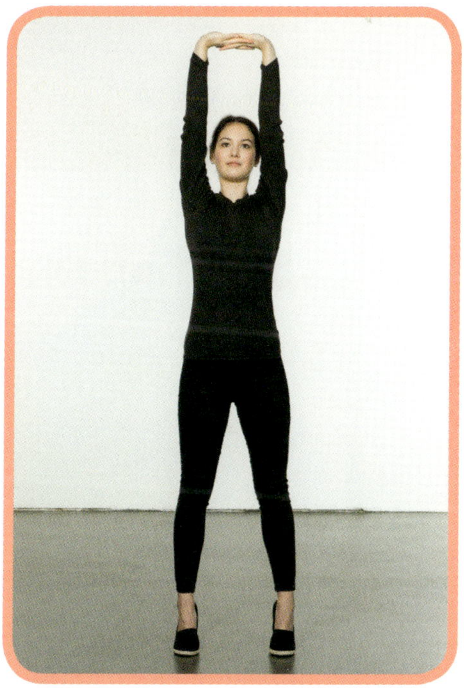

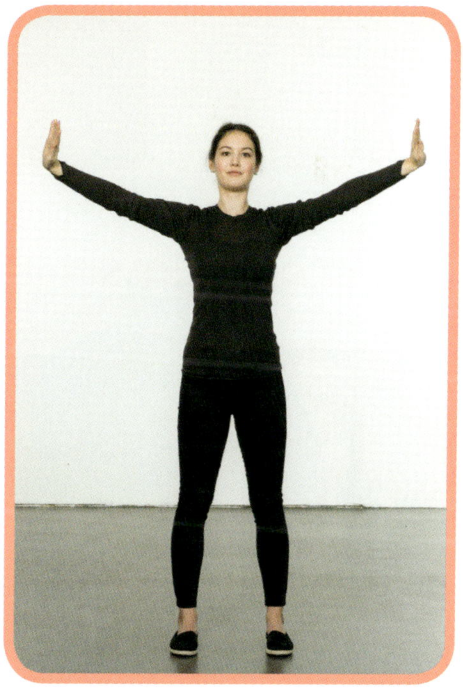

# Qi-Akupressur im Büro

Die Akupressur ist wichtiger Bestandteil der Traditionellen Chinesischen Medizin. Die Techniken sind einfach nachzuvollziehen und können von jedem selbst ausgeführt werden. Bevor Sie die Akupressurtipps anwenden, fragen Sie Ihren Arzt um Rat. Sanfter Druck oder Massage auf den Akupunkturpunkten kann regulierend, schmerzlindernd und immunstimulierend wirken. Die folgenden Tipps können Sie bequem im Büro durchführen.

## Renmai 17 – Mitte der Brust

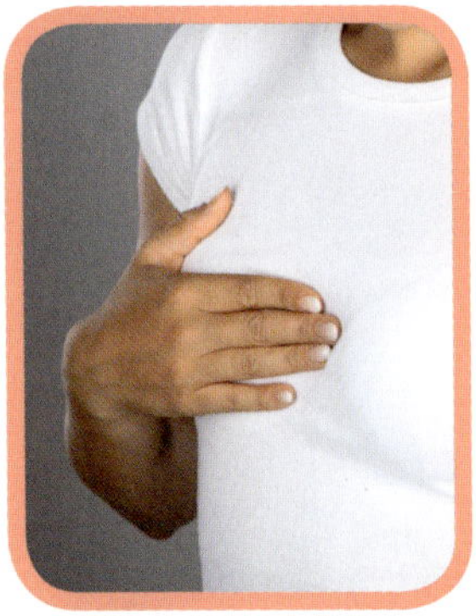

Klopfen Sie mit den Fingerspitzen einer Hand sanft auf die Mitte des Brustbeins.

**Dauer:** ca. 30–40 Sekunden
**Wirkung:** hilft bei depressiven Verstimmungen, »Meisterpunkt« für die Atmung, beruhigt den Geist, stärkt die Konzentrationsfähigkeit

## Shenmen – Entschleunigungspunkt im Ohr

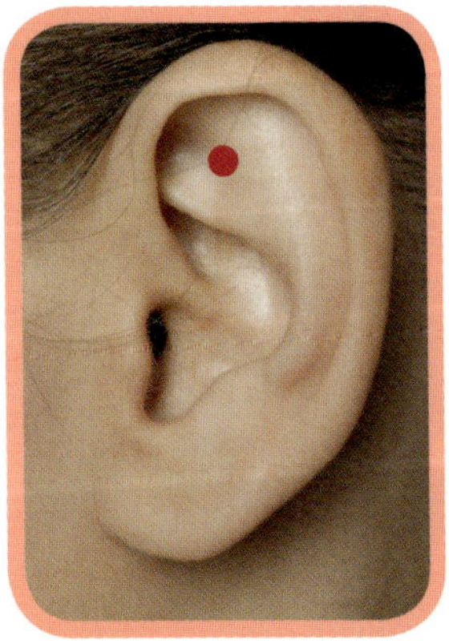

Setzen Sie den Zeigefinger hinter die Ohrmuschel und den Daumen auf den Shenmen-Punkt. Massieren Sie den Punkt dann mit sanften kreisenden Bewegungen im Uhrzeigersinn.

**Dauer:** ca. 60 Sekunden
**Wirkung:** hilft bei Kopfschmerzen, Stress und Unruhe

## Herzmeridian 7 – Tor des Geistes

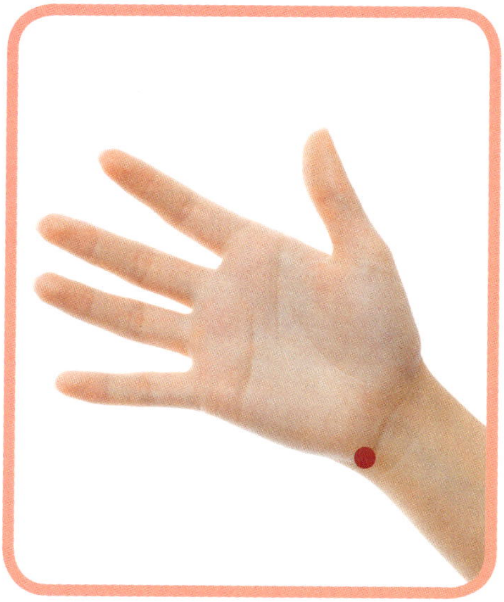

Drücken Sie den Punkt mit dem Daumen leicht und massieren Sie ihn kreisend gegen den Uhrzeigersinn. Den Punkt finden Sie am Handgelenksbeuger, an der Innenseite Ihres Unterarms.

**Dauer:** ca. 60 Sekunden
**Wirkung:** hilft bei Stress, Nervosität, Schlaflosigkeit, Lampenfieber und depressiven Verstimmungen, beruhigt den Geist

## Yingtang – »Drittes Auge« – Siegelhalle

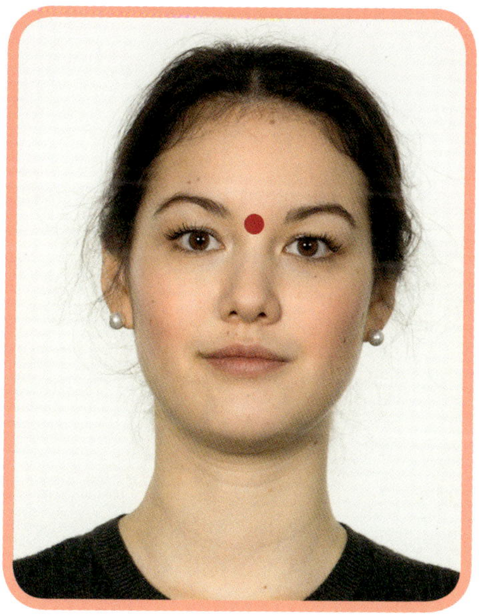

Massieren Sie den Punkt mit dem Zeigefinger sanft kreisend gegen den Uhrzeigersinn. Die Siegelhalle oder das »Dritte Auge« finden Sie zwischen Ihren Augenbrauen.

**Dauer:** ca. 60 Sekunden
**Wirkung:** stimuliert die Hirnanhangdrüse (Hypophyse), hilft bei Stress und Unruhe, beruhigt den Geist, fokussiert

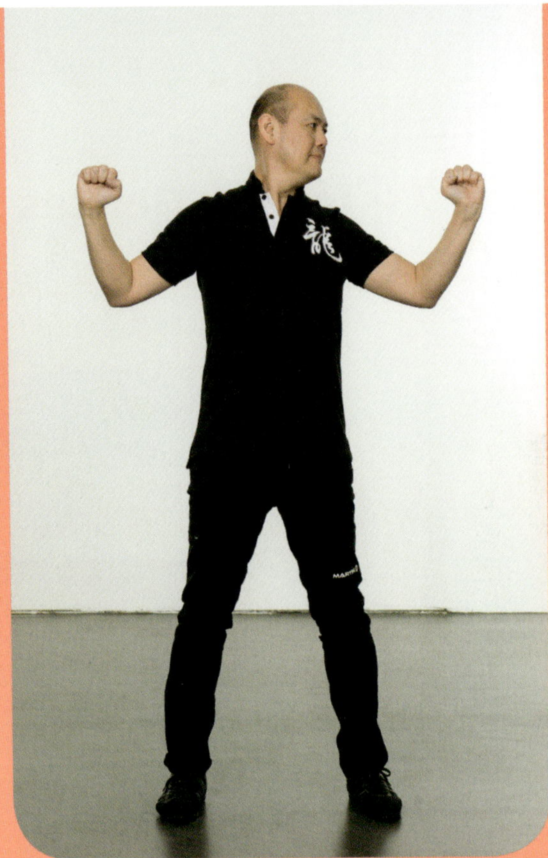

# Qi-Fitness für den Nacken

Smartphone-Nacken oder Schulterschmerzen? Eine einseitige Haltung oder das Starren auf Computer oder Handy lässt uns nach einer Weile schmerzhaft spüren, dass wir eine falsche Haltung eingenommen haben. Wer stundenlang am Schreibtisch sitzt, braucht aktive Bewegung, um Verspannungen zu lösen. Die folgenden Übungen helfen, die Schulter- und Nackenmuskulatur zu entspannen und – schöner Nebeneffekt – auch die Beinmuskulatur zu kräftigen.

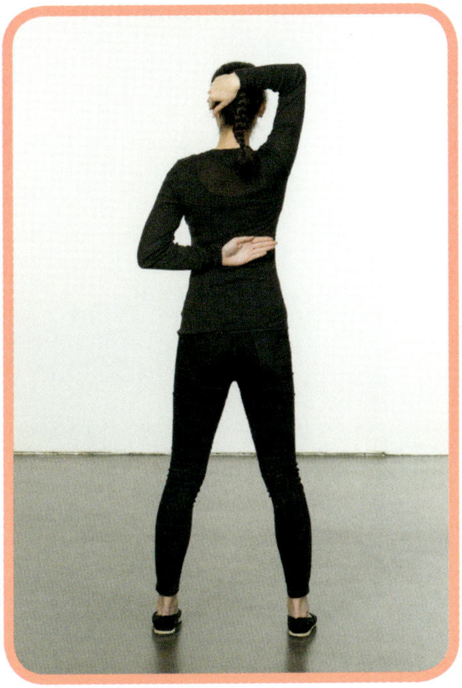

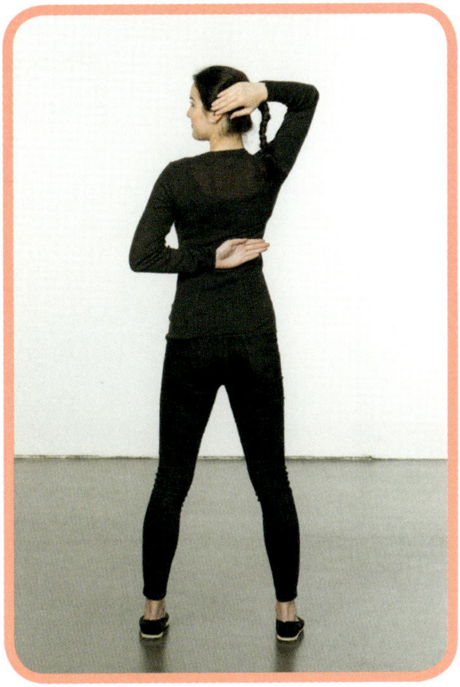

## Head Move

1. Stehen Sie aufrecht und berühren Sie mit der rechten Hand das linke Ohr, die linke Hand liegt auf dem Rücken.
2. Ziehen Sie ganz leicht am Ohr und drehen Sie dabei den Kopf nach links.
3. Mit dem Ausatmen gehen Sie zurück in die Ausgangsposition. Wechseln Sie die Richtung.

**Dauer:** 8 × nach links, 8 × nach rechts
**Wirkung:** dehnt und entspannt die Halswirbelsäule und die Nackenmuskulatur

# Butterfly

1. Stehen Sie im schulterbreiten Stand und strecken Sie beide Arme so nach vorn, als würden Sie mit den Händen ein Dreieck bilden.
2. Beim nächsten Einatmen ballen Sie beide Hände zu Fäusten und öffnen im 90-Grad-Winkel beide Arme nach außen. Gleichzeitig drehen Sie den Kopf nach links.
3. Beim Ausatmen nehmen Sie wieder die Ausgangsposition an und wechseln zur anderen Seite.

**Dauer:** 8 × links, 8 × rechts
**Wirkung:** entspannt die Nacken- und Schultermuskulatur, kräftigt die Brustmuskulatur

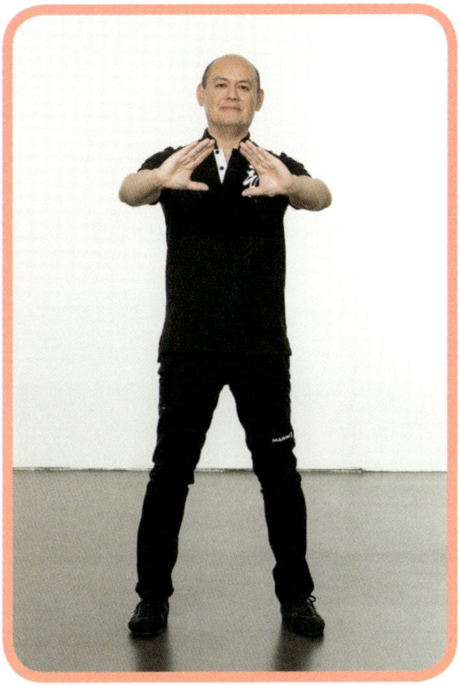

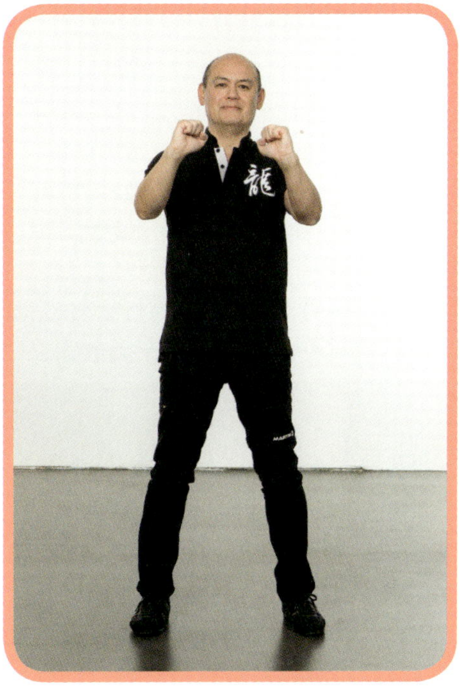

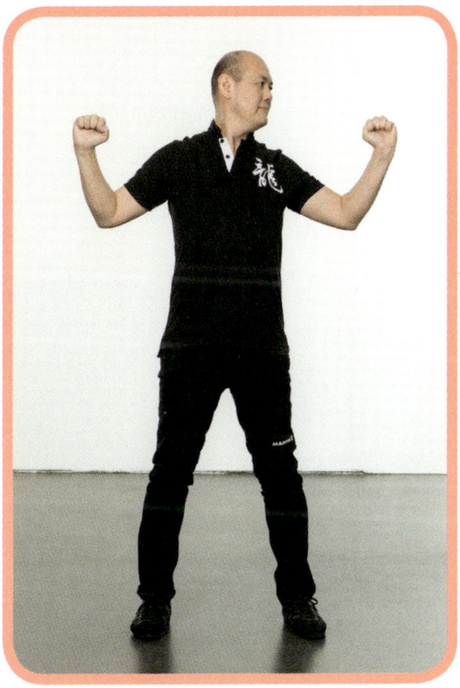

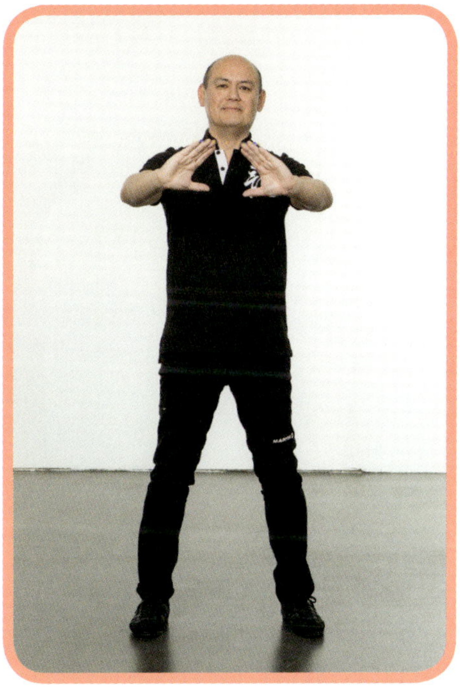

# Arm Spiral

1. Stehen Sie im schulterbreiten Stand. Beide Arme sind in Schulterhöhe seitlich ausgestreckt. Die linke Handinnenfläche zeigt nach oben, die rechte Handinnenfläche nach unten.
2. Verlagern Sie das Gewicht auf das linke Bein, der Kopf blickt nach links.
3. Verlagern Sie das Gewicht auf die rechte Seite. Dabei wechseln die Handinnenflächen und der Kopf blickt nach rechts.

**Dauer:** 8 × wiederholen
**Wirkung:** entspannt die Schulter- und Nackenmuskulatur, schult das Gleichgewicht

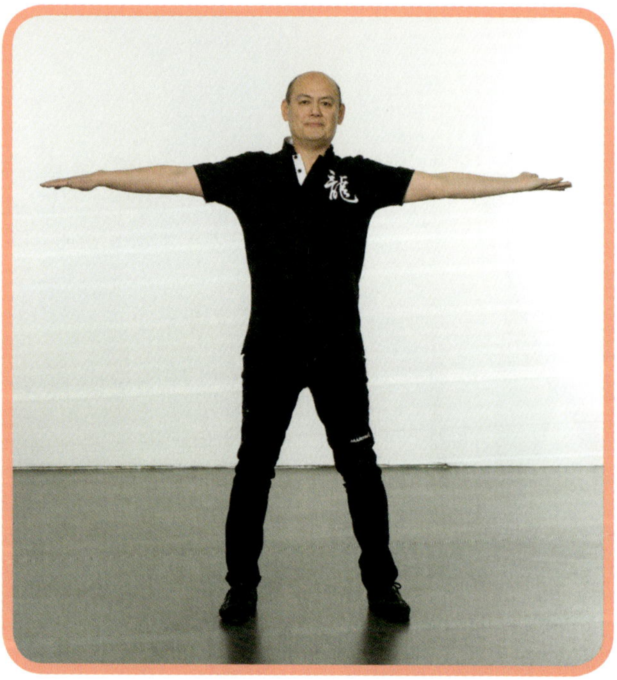

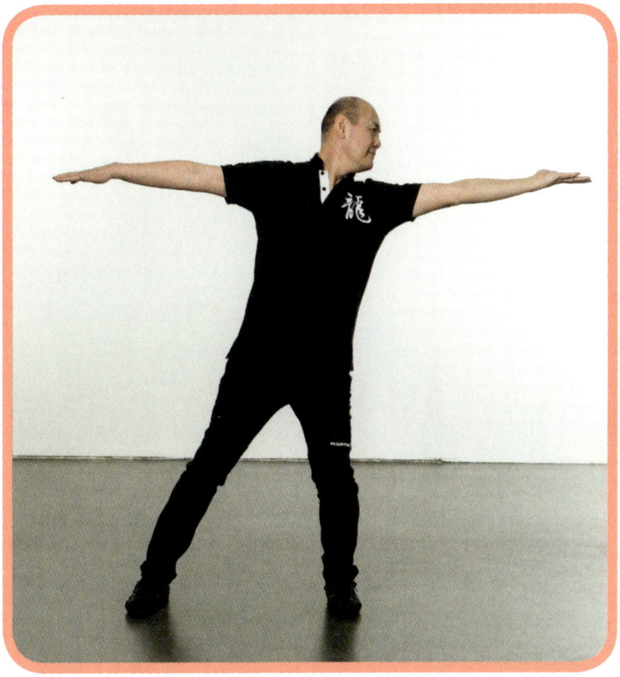

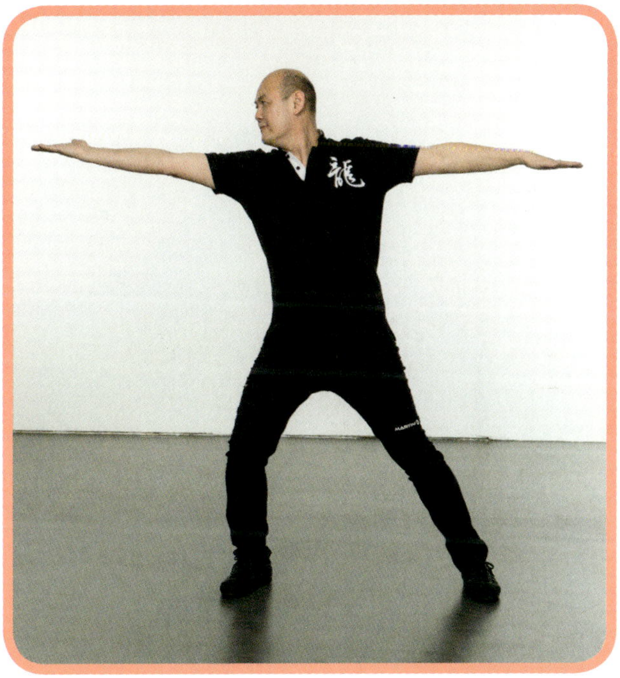

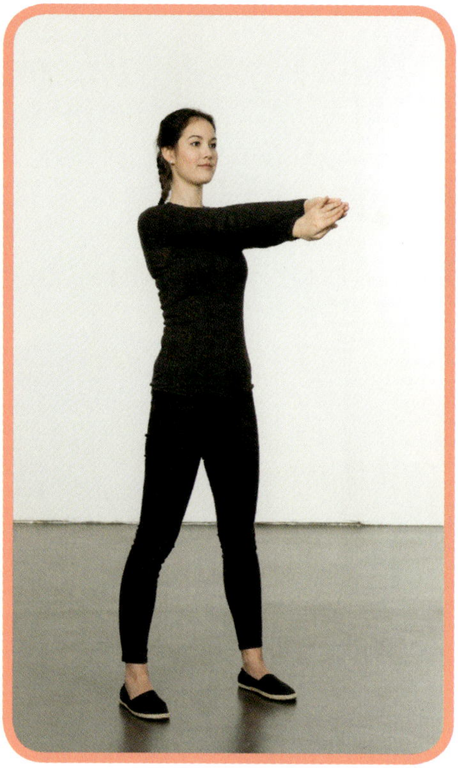

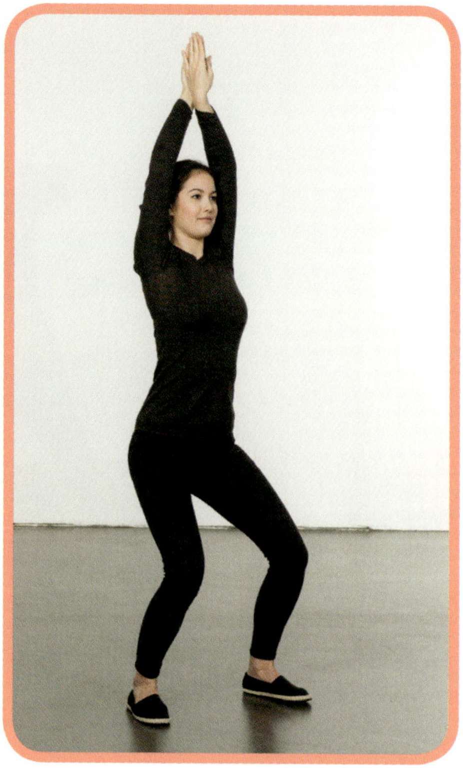

## Dolphin

1. Stehen Sie aufrecht im schulterbreiten Stand und strecken Sie beide Arme überkreuzt nach vorn aus. Dabei berühren sich beide Handinnenflächen.
2. Nehmen Sie den Reitersitz ein und heben Sie die Arme bis zu den Ohren an, atmen Sie dabei ruhig ein und aus.
3. Gehen Sie zurück in die Ausgangsposition.

**Dauer:** 4 × 15 Sekunden
**Wirkung:** löst Verspannungen im Schulterbereich, stärkt die Wirbelsäule, kräftigt die Oberschenkel

# Qi-Akupressur bei Nackenverspannungen

Nackenverspannungen sind vor allem im Büro ein häufiges Leiden. Neben den Qi-Fitness-Übungen können Sie jeden Tag mit wenig Aufwand mit den speziell ausgewählten Akupressurtipps Ihren Alltag entspannter und gesünder gestalten. Diese Tipps wirken bei Nackenproblemen wahre Wunder.

## Baihui – Tal der 100 Verbindungen (Scheitelpunkt)

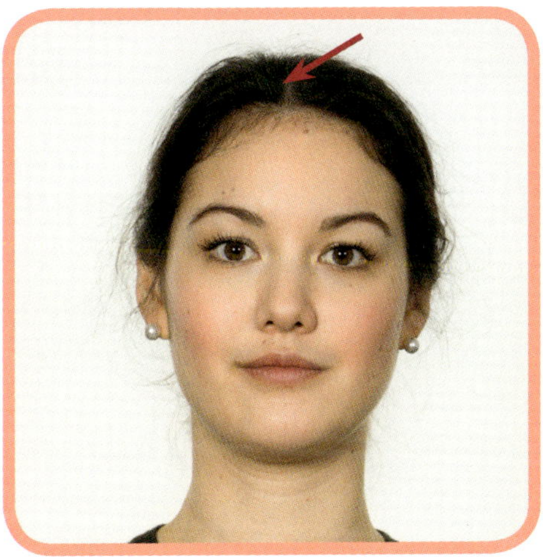

Klopfen Sie mit den Fingerspitzen einer Hand leicht auf den Scheitelpunkt.

**Dauer:** ca. 60 Sekunden
**Wirkung:** wirkt bei Müdigkeit, Kopfschmerzen, Bluthochdruck und Schlafstörungen, steigert die Konzentrationsfähigkeit

## Dickdarmmeridian 4 – vereinte Täler

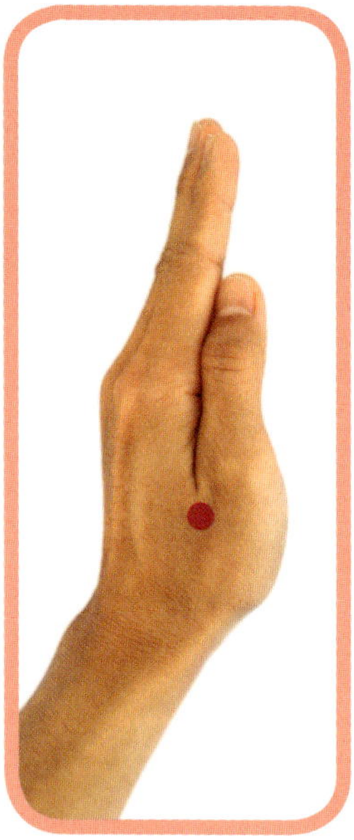

Drücken Sie im Uhrzeigersinn mit dem Daumen und massieren Sie sanft in den Meridian. Der Punkt befindet sich am Handrücken, in der Vertiefung zwischen dem ersten und zweiten Mittelhandknochen.

**Dauer:** ca. 60 Sekunden
**Wirkung:** wirkt schmerzlindernd, wird auch als Meisterpunkt des Schmerzes bezeichnet, hilft bei leichten Kopfschmerzen, lindert Nacken- und Schulterschmerzen, Zahnschmerzen sowie Erkältungen
**Hinweis:** Während der Schwangerschaft nicht anwenden!

## Gallenblasenmeridian 20 – Teich des Windes

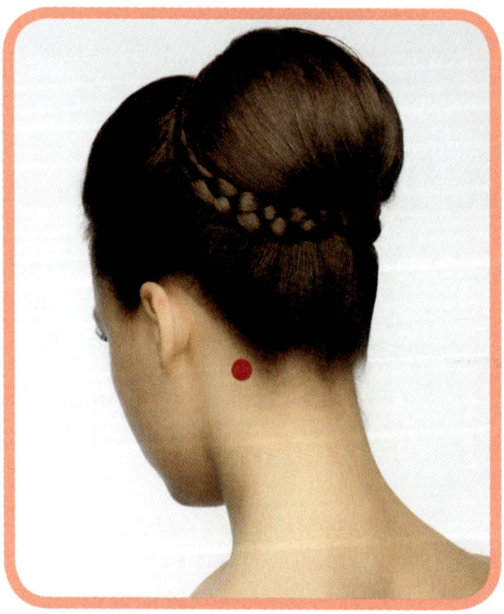

Drücken Sie mit den Daumen oder Zeigefingern auf beiden Seiten und massieren Sie gegen den Uhrzeigersinn. Den Punkt finden Sie, wenn sich beide Daumen unterhalb des Schädelansatzes berühren.

**Dauer:** ca. 60 Sekunden
**Wirkung:** entspannt Nacken, Schultern und Arme, hilft bei Spannungskopfschmerz

## Dumai 14 – großer Wirbel

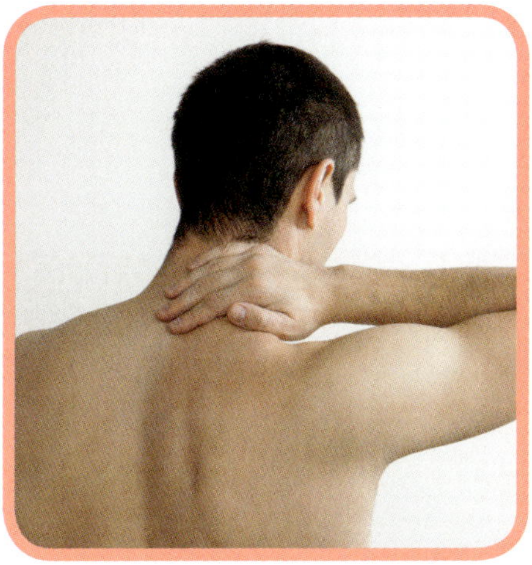

Reiben beziehungsweise massieren Sie mit einer Hand am siebten Halswirbel. Der Punkt wird auch als »vorstehender Wirbel« bezeichnet.

**Dauer:** ca. 30 Sekunden
**Wirkung:** wirkt bei Müdigkeit, löst Verspannungen im Nacken

## Lebermeridian 3 – große Verkehrsader

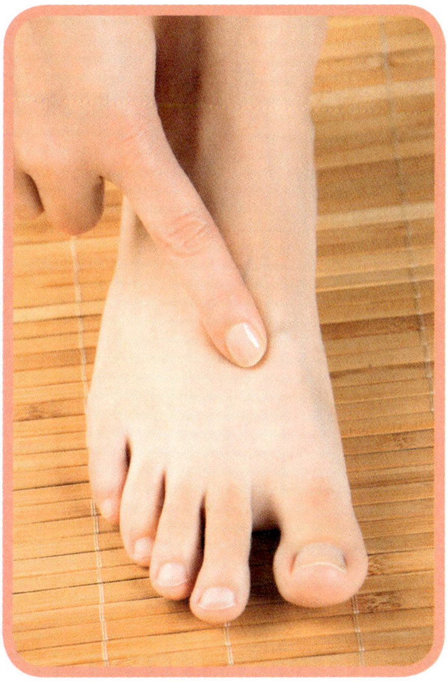

Massieren Sie mit dem Zeigefinger kräftig gegen den Uhrzeigersinn. Den Punkt finden Sie auf dem Fußrücken im Winkel zwischen dem ersten und zweiten Mittelfußknochen.

**Dauer:** ca. 30–60 Sekunden
**Wirkung:** hilft bei muskulären Verspannungsproblemen, Spannungs- und Kopfschmerzen, wirkt entkrampfend, gegen Menstruationsprobleme, Unruhe und Stress, »Anti-Ärger-Punkt«
**Hinweis:** Während der Schwangerschaft nicht anwenden!

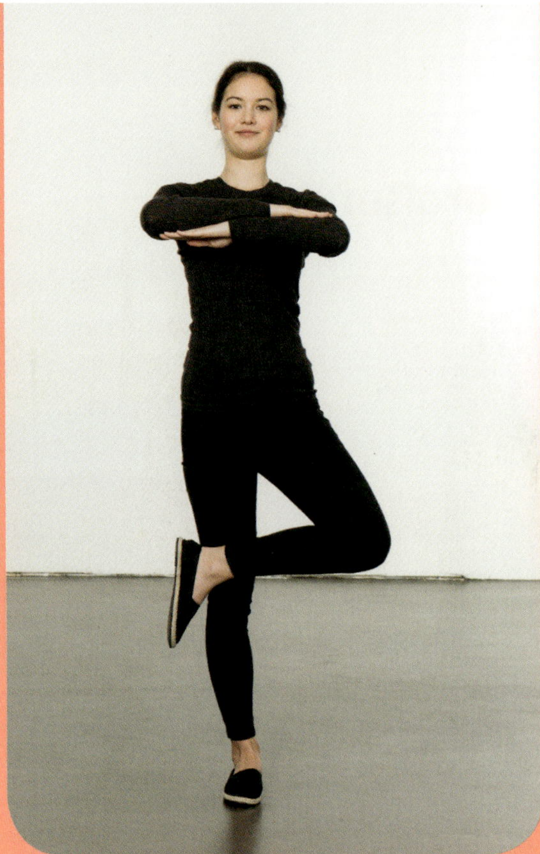

# Qi-Fitness für den Rücken

Ein flexibler Rücken kennt keinen Schmerz! Rückenschmerzen lassen sich oftmals auf einseitige Belastung, Bewegungsmangel oder falsche Sitzhaltung zurückzuführen. Hier hilft es, die Muskulatur im Wirbelsäulenbereich durch regelmäßiges Training gezielt zu stärken. Mit den folgenden Übungen können Sie Ihren Rücken wieder fit machen.

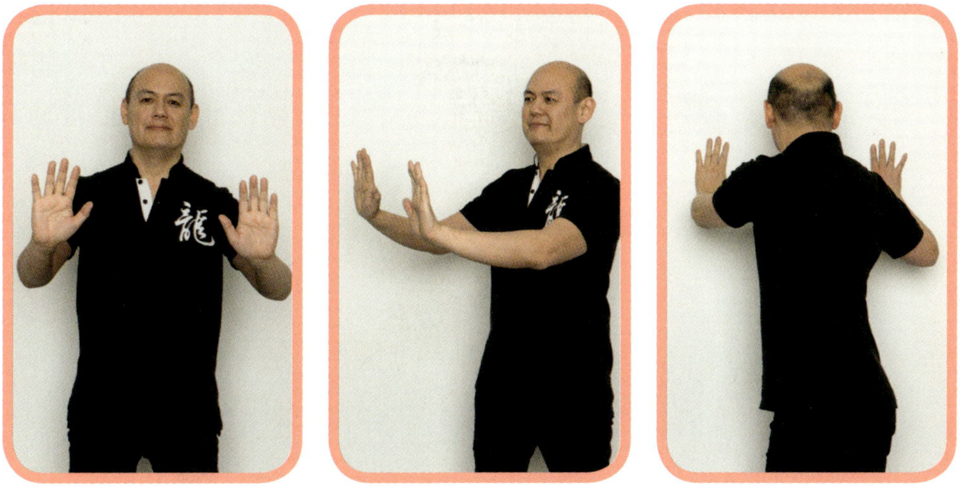

## Bamboo

1. Stellen Sie sich eine Fußlänge von der Wand weg, aufrecht mit dem Rücken zur Wand.
2. Drehen Sie den Oberkörper nach rechts Richtung Wand und berühren Sie diese mit den Handflächen. Spannen Sie zur Unterstützung die Bauchmuskeln an.
3. Gehen Sie anschließend zurück in die Ausgangsposition.
4. Drehen Sie sich zur linken Seite. Achten Sie darauf, dass die Füße am Boden bleiben.

**Dauer:** 8 × je Seite
**Wirkung:** fördert die Beweglichkeit der ganzen Wirbelsäule

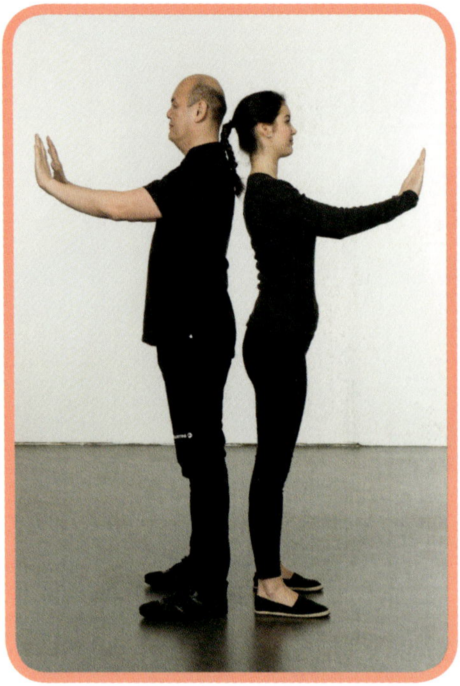 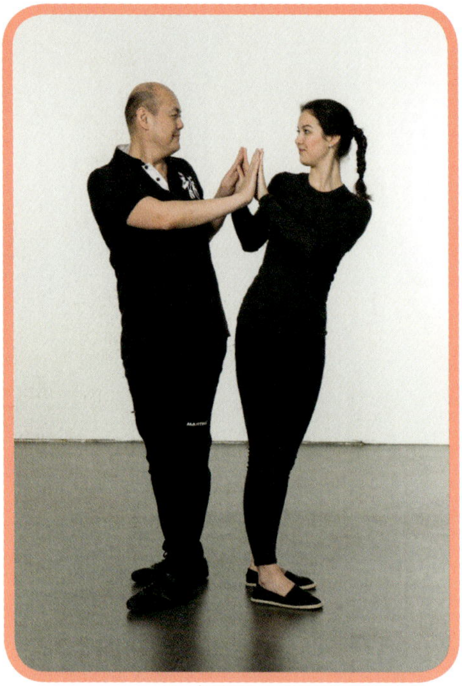

## Bamboo mit Partner

1. Stellen Sie sich mit einem Partner Rücken an Rücken.
2. Drehen Sie den Oberkörper nach rechts, Ihr Partner dreht sich gleichzeitig nach links, und berühren Sie die Handflächen Ihres Gegenübers. Spannen Sie zur Unterstützung die Bauchmuskeln an.
3. Dann wechseln Sie jeweils zur anderen Richtung. Wenn Sie Ihren Partner anschauen, lächeln Sie ihn an.

**Dauer:** 8 × links, 8 × rechts
**Wirkung:** fördert die Beweglichkeit der ganzen Wirbelsäule, Lebensfreude steigt, sobald gelächelt wird

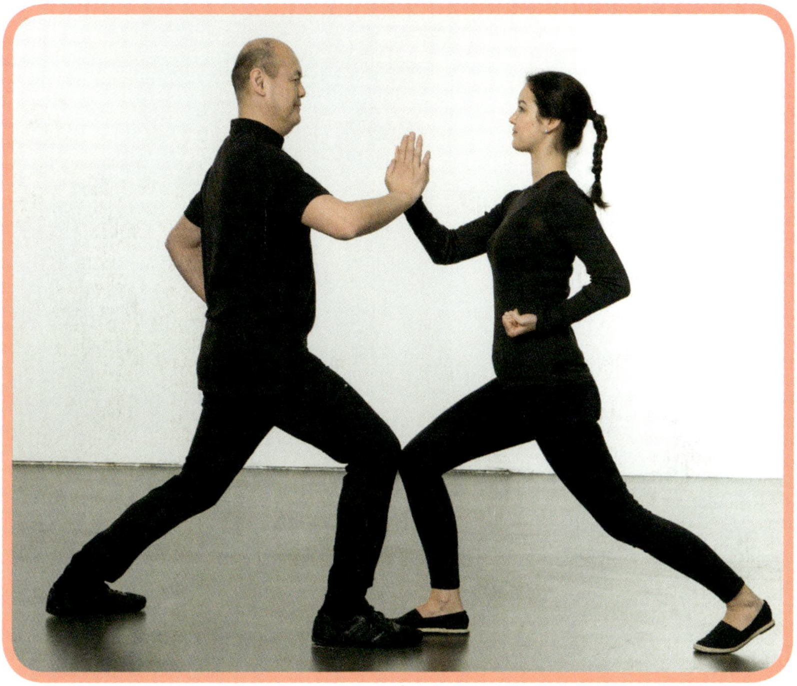

## Crossing Hand mit Partner

1. Stellen Sie sich Ihrem Partner im Ausfallschritt gegenüber.
2. Beugen Sie das rechte Bein, sodass sich Ihre Knie berühren. Pressen Sie die Handflächen der jeweils rechten Hand gegeneinander und erzeugen Sie dabei einen leichten Gegendruck. Mit der linken Hand ballen Sie eine Faust und legen diese ans Becken.

**Dauer:** 8 × wiederholen
**Wirkung:** kräftigt die Bein- und Armmuskulatur

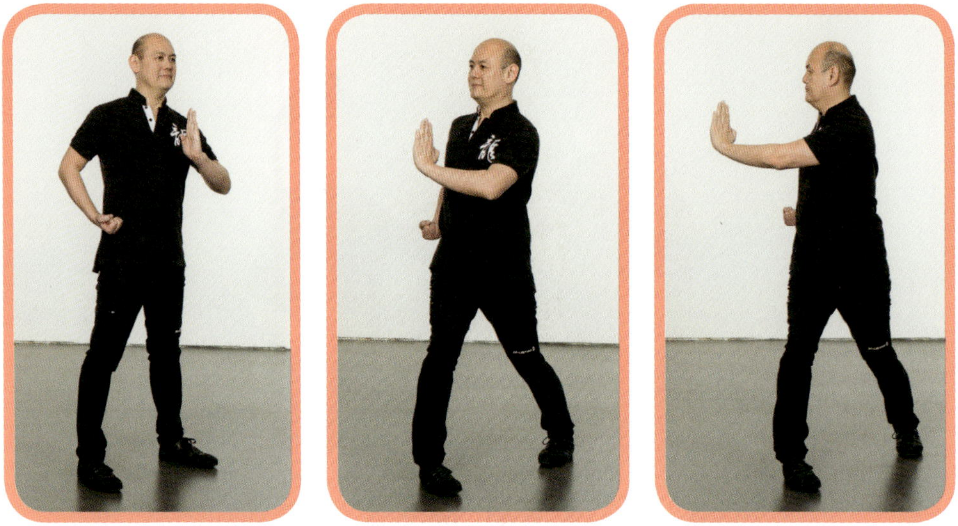

## Body Twist

1. Stehen Sie im schulterbreiten Stand, die Faust der rechten Hand liegt am Becken und der linke Arm wird in der Gebetshaltung vor dem Solarplexus gehalten.
2. Einatmend drehen Sie den linken Fuß nach rechts und den Oberkörper nach hinten.
3. Ausatmend schieben Sie den linken Arm am Oberkörper vorbei bis nach hinten.
4. Kommen Sie zurück in die Ausgangshaltung und wechseln Sie die Richtung.

**Dauer:** 8 × links, 8 × rechts
**Wirkung:** Der Lebermeridian wird gestärkt. In der Traditionellen Chinesischen Medizin wird die Leberenergie oft mit einem General verglichen. Er ist für die Emotionen zuständig. Eine schwache Lebermeridianenergie kann die Ursache für Ärger und Aggressionen sein. Wer seine Lebermeridianenergie stärkt, fördert Lebensfreude und Glücksgefühle.

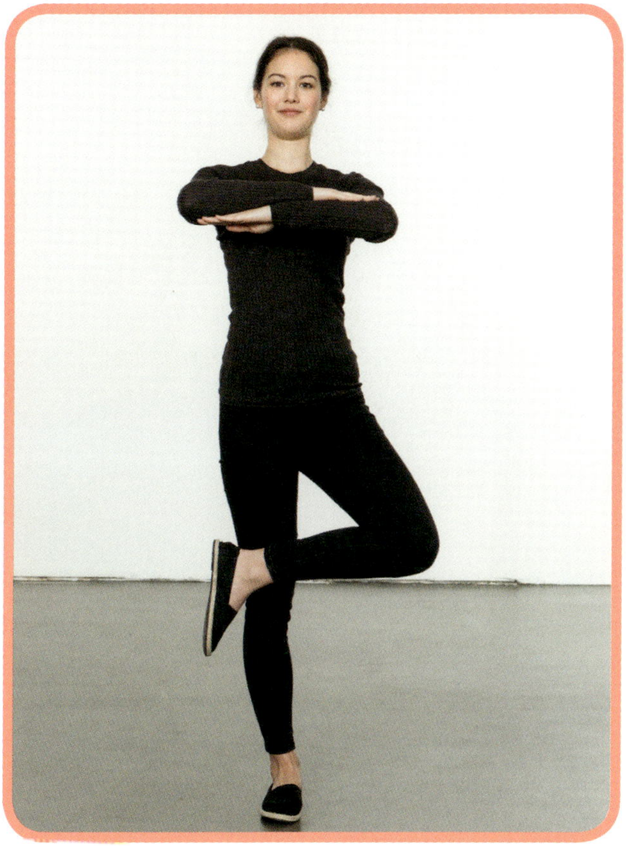

## In Balance

1. Winkeln Sie das linke Bein an und legen Sie es auf das rechte Knie, die Arme liegen übereinander. Dabei drückt der obere Arm auf den unteren Arm.
2. Halten Sie für ein paar Sekunden den Gegendruck.

**Dauer:** 4 × links, 4 × rechts
**Wirkung:** kräftigt die Armmuskulatur, stärkt das Gleichgewicht, die Wadenmuskulatur und Sprunggelenke

# Zen-Bogen backward

1. Stehen Sie im schulterbreiten Stand. Die Arme sind mit geballten Fäusten nach vorn ausgestreckt.
2. Drehen Sie den rechten Fuß nach links, Ihr Oberkörper und Ihre Arme bewegen sich dabei um 180 Grad gegen den Uhrzeigersinn.
3. Einatmend spannen Sie mit der rechten Faust einen imaginären Pfeil, der linke Arm mit der Zen-Hand hält den Bogen.
4. Kehren Sie ausatmend langsam wieder in die Ausgangsposition zurück. Wechseln Sie die Richtung.

**Dauer:** 8 × links, 8 × rechts
**Wirkung:** fördert die Beweglichkeit der ganzen Wirbelsäule, hilft, sich auf das Wesentliche zu fokussieren

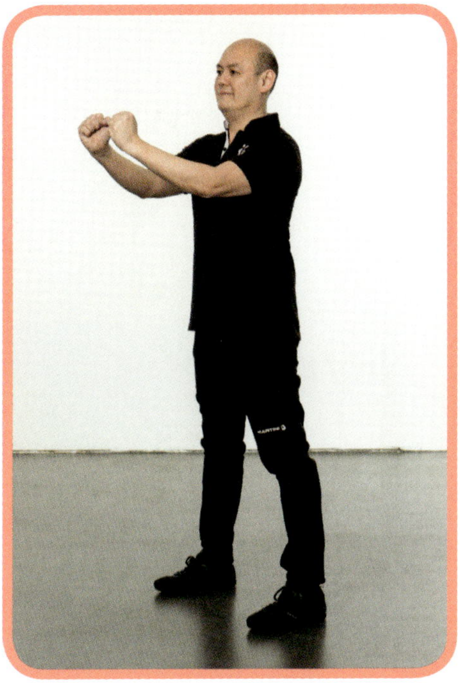

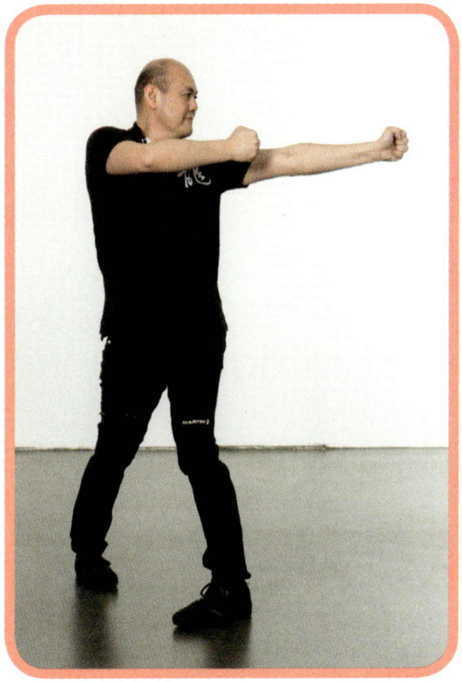

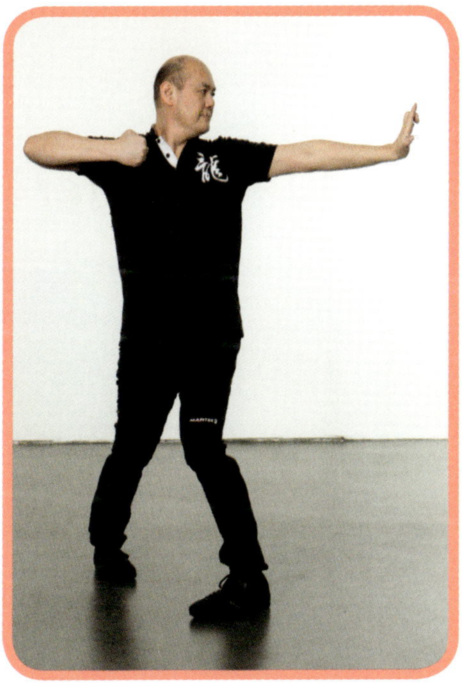

# Qi-Akupressur bei Rückenverspannungen

Ein gesunder und beweglicher Rücken kennt keinen Schmerz. Diese Akupressurübungen helfen Ihnen, wenn sich Ihre Rückenmuskulatur im Laufe des Tages verspannt.

## Blasenmeridian 23 – Zustimmungspunkt der Niere

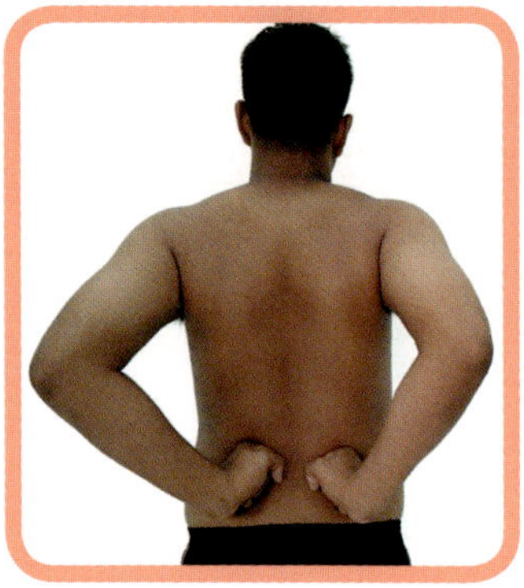

Reiben Sie kräftig mit den Handrücken beider geballter Fäuste seitlich an der Wirbelsäule auf dem BL 23.

**Dauer:** ca. 30–40 Sekunden
**Wirkung:** löst Spannungen, lindert Rückenschmerzen

## Blasenmeridian 40 – mittlerer Teich

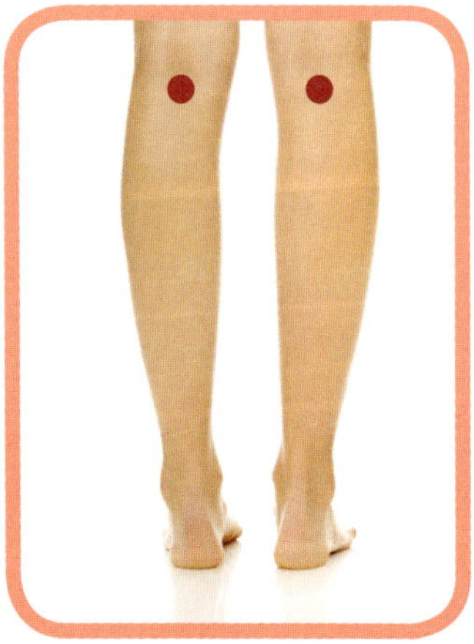

Drücken Sie mit beiden Daumen kräftig in die Kniekehlen oder klopfen Sie mit beiden Handinnenflächen kräftig.

**Dauer:** ca. 30–40 Sekunden
**Wirkung:** löst Spannungen, lindert Knie- und Rückenschmerzen

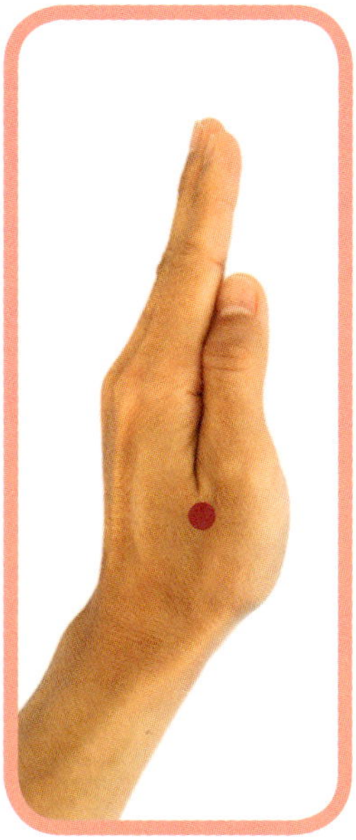

## Dickdarmmeridian 4 – vereinte Täler

Drücken Sie im Uhrzeigersinn mit dem Daumen und massieren Sie sanft in den Meridian. Der Punkt befindet sich am Handrücken, in der Vertiefung zwischen dem ersten und zweiten Mittelhandknochen.

**Dauer:** ca. 60 Sekunden
**Wirkung:** »Meisterpunkt des Schmerzes«, hilft bei leichten Kopfschmerzen und Erkältung, lindert Nacken-, Schulter- und Zahnschmerzen
**Hinweis:** Während der Schwangerschaft nicht anwenden!

## Blasenmeridian 60 – heiliger Berg

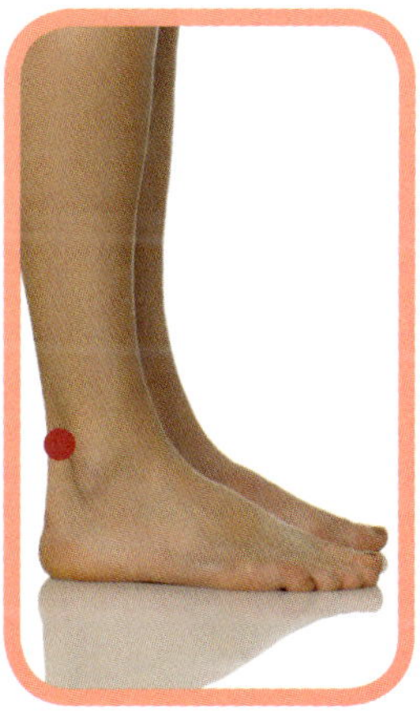

Der Punkt befindet sich an der Beinaußenseite zwischen Außenknöchel und Achillessehne. Massieren Sie mit einem Daumen kräftig kreisend in beide Richtungen.

**Dauer:** ca. 60 Sekunden
**Wirkung:** wirkt schmerzlindernd, lindert Rückenschmerzen

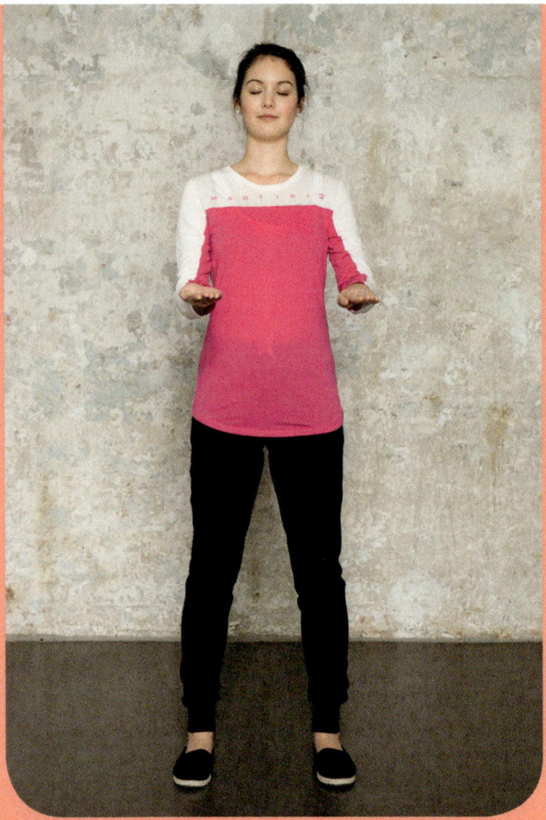

# Qi-Zen zur Entspannung und Entschleunigung

Achtsamkeit ist ein Weg zur inneren Gelassenheit. Gönnen Sie sich kleine Auszeiten, auch wenn Ihre Zeit knapp bemessen ist. Schon durch wenige Übungen können Sie neue Energien aufbauen, sich erfrischen und für kurzfristige Entspannungsmomente sorgen: mit bewusster Atmung, Kontemplation und der Loslösung negativer Gedanken. Durch Meditation und Qi-Fitness-Übungen erreichen Sie innere Ruhe und Tiefenentspannung.

## Standmeditation

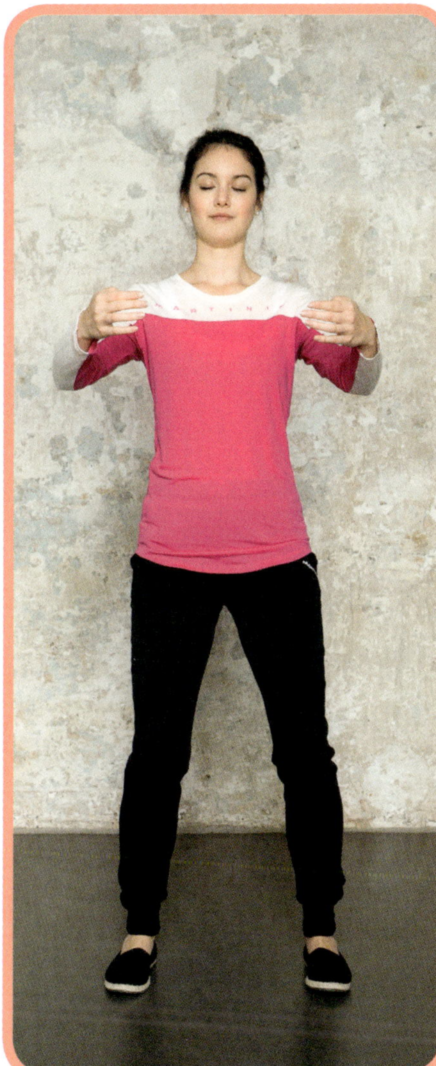

1. Stehen Sie in lockerer, aufrechter Haltung, die Knie sind etwas gebeugt, die Füße stehen schulterbreit auseinander, die Schultern hängen locker.
2. Heben Sie die Arme in Brusthöhe an. Stellen Sie sich vor, Sie umfassen einen mächtigen Baumstamm. Die Hände bleiben locker, die Fingerspitzen berühren sich nicht.
3. Schließen Sie die Augen. Atmen Sie ruhig und stellen Sie sich vor, dass Ihnen der Baum Kraft, Standfestigkeit, Gleichgewicht und Ruhe gibt.
4. Senken Sie die Arme langsam wieder, schließen Sie die Füße und legen Sie die Hände übereinander auf den unteren Dantian (dieser befindet sich zwei Fingerbreit unterhalb des Bauchnabels). Atmen Sie dreimal ein und aus und öffnen Sie langsam die Augen.

**Dauer:** Anfänger mindestens 1 Minute, auf bis zu 5 Minuten steigern; Fortgeschrittene 10–15 Minuten
**Wirkung:** schult das Gleichgewicht, verleiht Standfestigkeit und Ruhe, hilft, sich auf das Wesentliche zu fokussieren und wieder klare Gedanken zu fassen, steigert die Konzentrationsfähigkeit

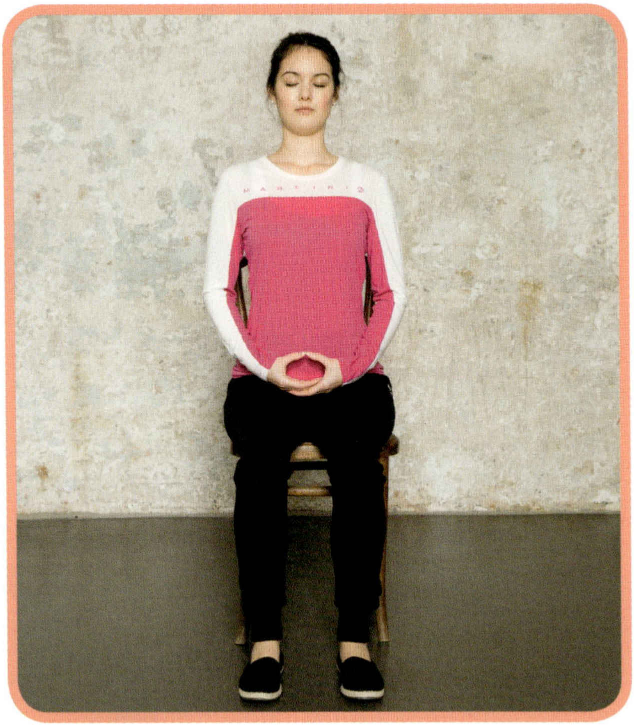

## Sitzmeditation Wu Wei

1. Sitzen Sie aufrecht, die Beine sind im rechten Winkel und beide Füße berühren den Boden. Schließen Sie die Augen und konzentrieren Sie sich auf das sogenannte dritte Auge. Die Atmung ist ruhig und gleichmäßig.
2. Lassen Sie für ein paar Sekunden die Gedanken los und schalten Sie sie so gut wie möglich aus. Sollten dennoch welche kommen, lenken Sie Ihre Aufmerksamkeit nur auf das »dritte Auge«. Die Hände liegen ineinander, die Daumen formen ein O.

**Dauer:** mindestens 1 Minute, dann allmählich steigern
**Wirkung:** beruhigt den Geist, hilft, sich auf das Wesentliche zu fokussieren, verleiht Ruhe und Gelassenheit

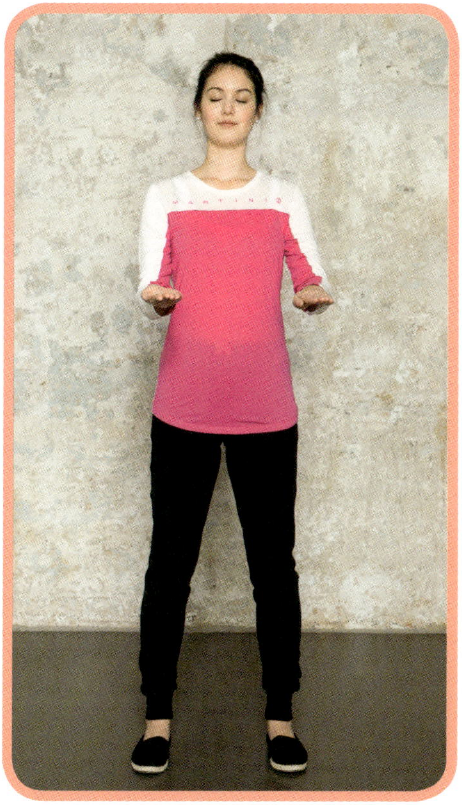

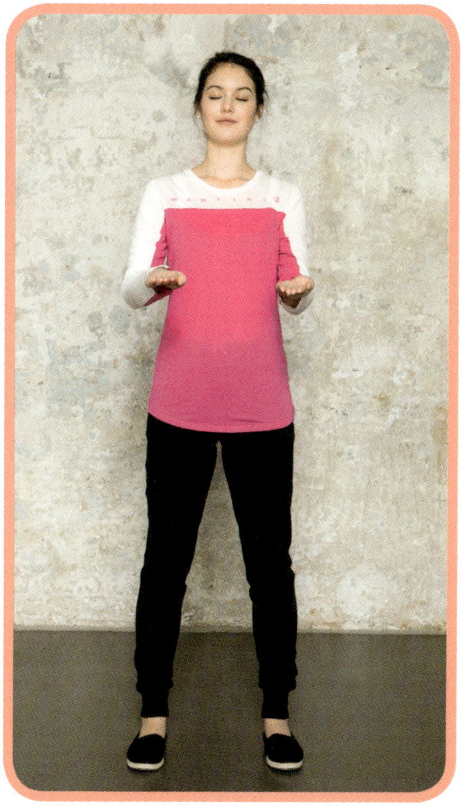

## Qi aufnehmen und abgeben

1. Sie stehen im schulterbreiten Stand. Die rechte Hand zeigt mit der Handinnenfläche nach unten, die linke Hand mit der Handinnenfläche nach oben. Nehmen Sie mental das gute Qi auf und geben Sie das verbrauchte Qi ab.
2. Wechseln Sie dann die Position der Handinnenflächen.

**Dauer:** 4 × 30 Sekunden
**Wirkung:** harmonisiert die Lebensenergie Qi, fördert die Durchblutung, steigert die Konzentrationsfähigkeit

## Circle Move

1. Sie stehen schulterbreit, die Arme werden mit dem Einatmen vorwärts angehoben, wobei die Handinnenflächen in Richtung Herz zeigen. Die Finger sind voneinander getrennt, leicht geöffnet und zeigen aufeinander. Der Blick ist konzentriert und nach vorn gerichtet.
2. Kreisen Sie mit dem nächsten Einatmen die Arme langsam um das Herz (entgegen dem Uhrzeigersinn). Wiederholen Sie diese Bewegung achtmal. Der Blick bleibt nach vorn gerichtet. Die Gedanken richten sich dabei auf das Herz.
3. Nach dem achten Mal kommen Sie wieder in die Ruheposition und legen dabei die Arme seitlich an den Oberschenkelaußenseiten ab.

**Dauer:** 8 × von rechts nach links kreisen
**Wirkung:** Die Zentrierung auf den Bauch stärkt die Organe, stellt das Gleichgewicht von Yin und Yang her und fördert die Standfestigkeit.

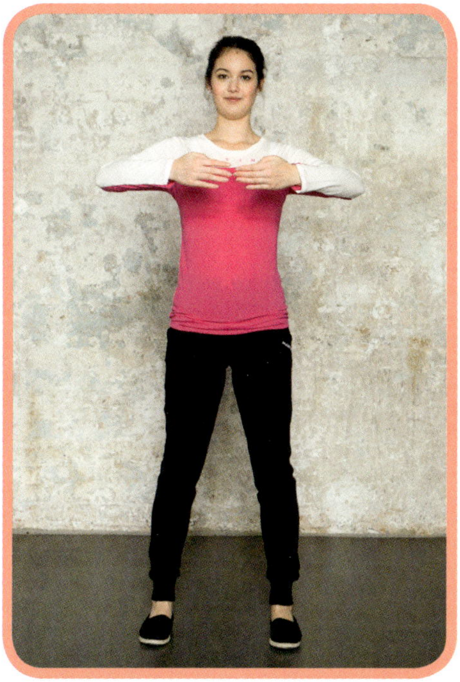

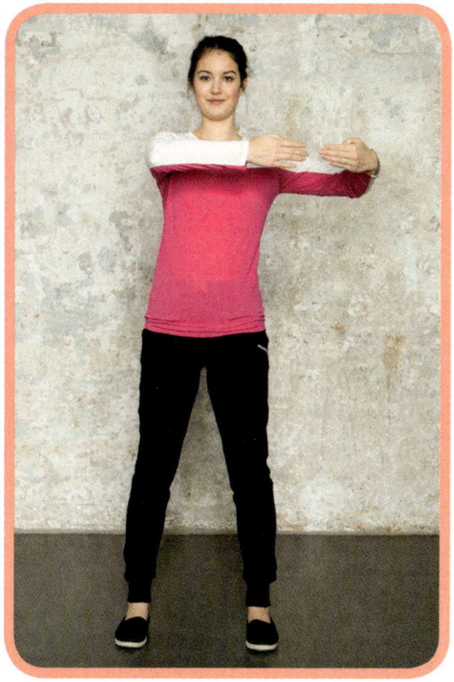

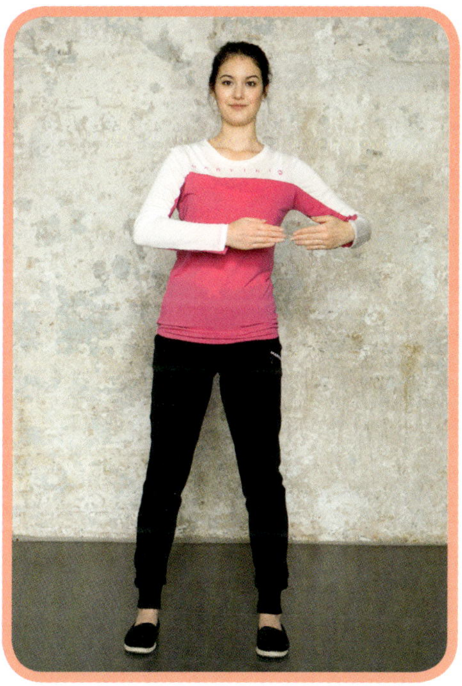

# Springtime

1. Sie stehen schulterbreit und legen Ihre Hände mit beiden Handrücken vor dem Körper aneinander.
2. Beim nächsten Einatmen heben sich die Arme nach oben und nach außen, sodass sie ein V bilden. Ihr Blick geht in Richtung Decke.
3. Ausatmend senken Sie die Arme vor dem Körper bis vor den Bauchnabel. Die Handinnenflächen zeigen zum Boden und der Blick ist nach vorn gerichtet.
4. Drehen Sie die flachen Hände in einem kleinen Bogen nach außen, als ob Sie Gras streicheln würden.
5. Mit dem nächsten Einatmen heben Sie die Arme vor dem Körper bis auf Schulterhöhe und wenden dabei die Handflächen nach oben. Gleichzeitig heben Sie Ihre Fersen an.
6. Mit dem Ausatmen senken Sie die Fersen zum Boden und führen gleichzeitig die Hände wieder bis vor den Bauchnabel, als ob Sie einen Baum umarmen würden. Verweilen Sie kurz.
7. Beim nächsten Ausatmen bewegen Sie die Handflächen wieder nach unten.
8. Legen Sie die Handrücken vor dem Körper aneinander und beginnen Sie dann erneut mit der Übung.

**Dauer:** mindestens 1 Minute
**Wirkung:** Schult das Gleichgewicht und die Standfestigkeit. Die Visualisierung der Natur, der Farbenpracht der Blumen stärkt die Lebensfreude. Durch die Fokussierung auf die Meridianpunkte Nierenmeridian 1 (bekannt auch als »sprudelnde Quelle«, befindet sich an der Fußsohle) und Herzbeutelmeridian 8 (Laogong-Punkt, auch »Palast der Besorgnis«, befindet sich in der Mitte des Handtellers) wird innere Zufriedenheit erlangt. Der Frühling steht für Frische, Freude am Leben, innere Schönheit und vor allem Liebe.

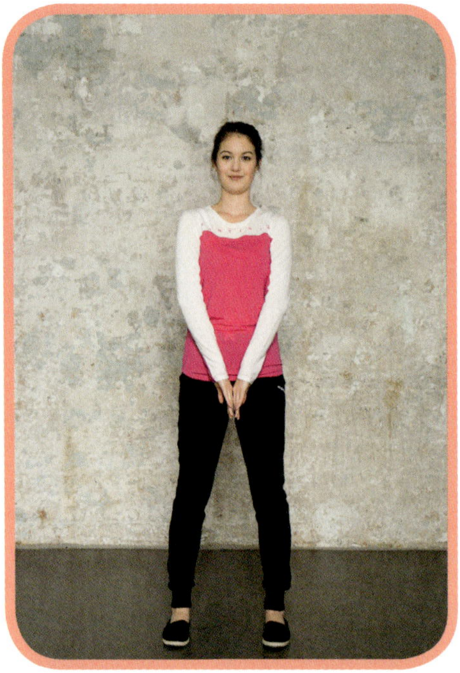

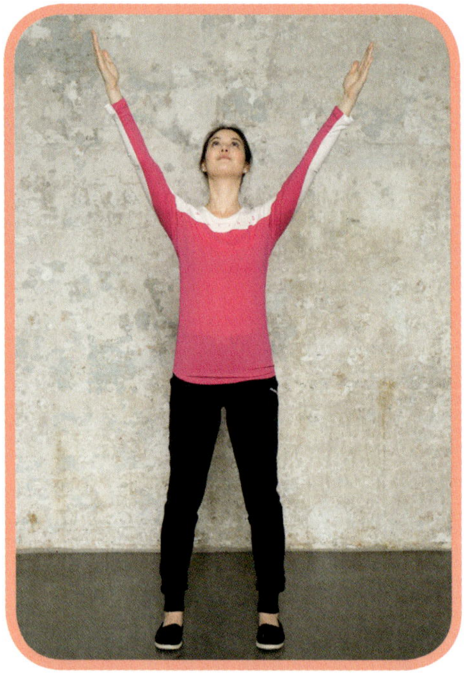

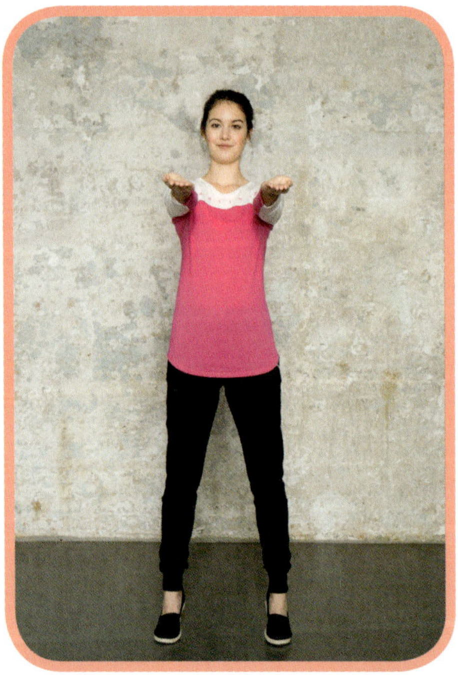

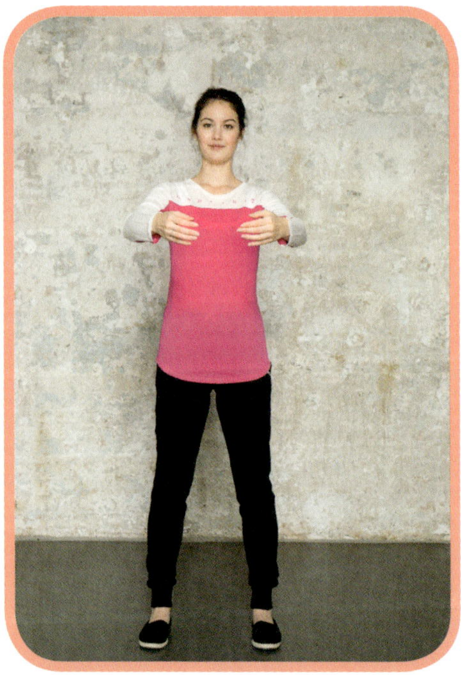

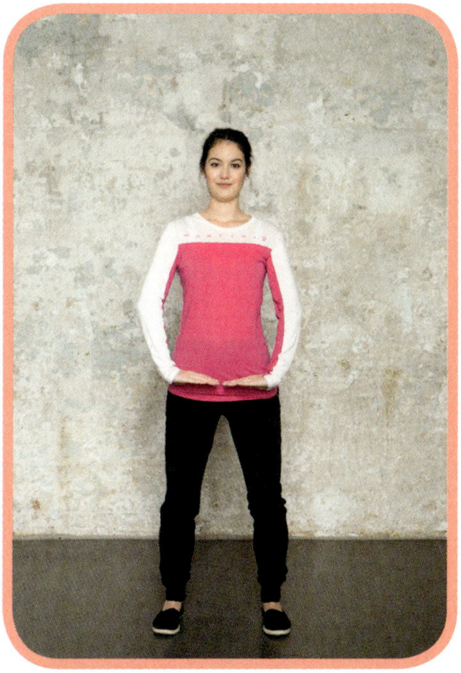

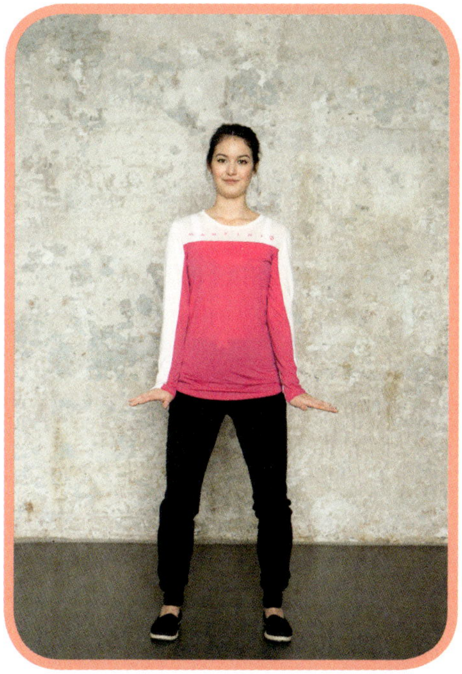

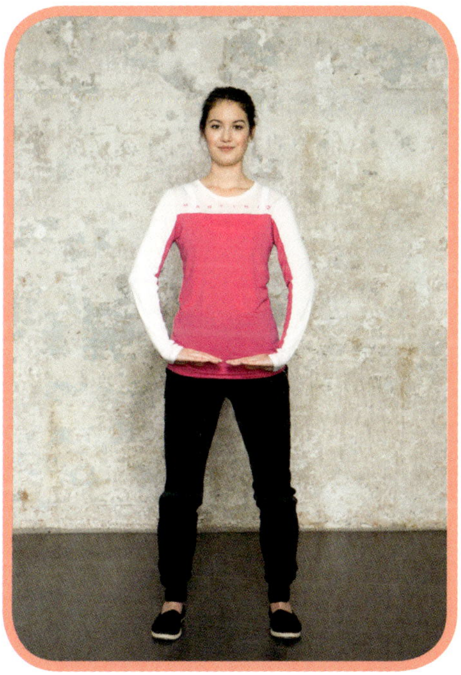

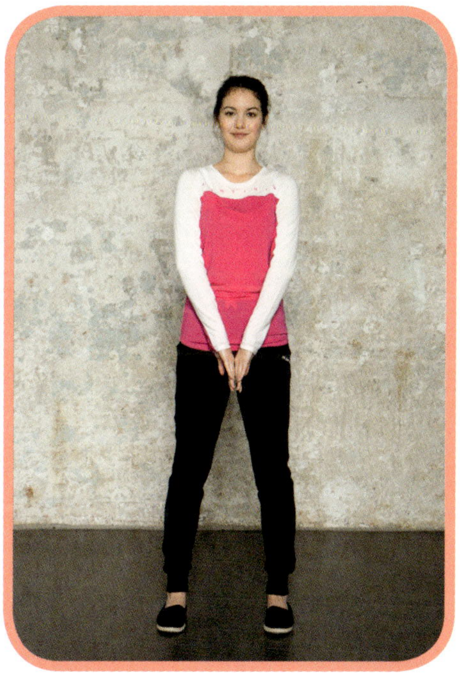

# Touch the Stars

1. Sie stehen im schulterbreiten Stand. Die Arme sind seitlich angewinkelt, die Handkanten am Becken.
2. Bewegen Sie den rechten Arm beim Einatmen im Halbkreisbogen von links nach oben rechts.
3. Am höchsten Punkt der Bewegung lassen Sie die Hand fallen und bilden den sogenannten Kranichkopf. Legen Sie die Finger nacheinander auf den Daumen: zuerst den Zeigefinger, dann den Mittelfinger, Ringfinger und kleinen Finger. Atmen Sie dabei ruhig ein und aus. Lösen Sie die Finger wieder nacheinander vom Daumen: zuerst den kleinen Finger, dann den Ringfinger, Mittelfinger und Zeigefinger. Atmen Sie dabei ruhig ein und aus.
4. Drehen Sie die Hand um und führen Sie diese wieder nach unten in die Ausgangsposition.

**Dauer:** 8 × links, 8 × rechts
**Wirkung:** stimuliert die Handmeridiane, hilft, sich auf das Wesentliche zu fokussieren, steigert die Konzentrations- und Wahrnehmungsfähigkeit

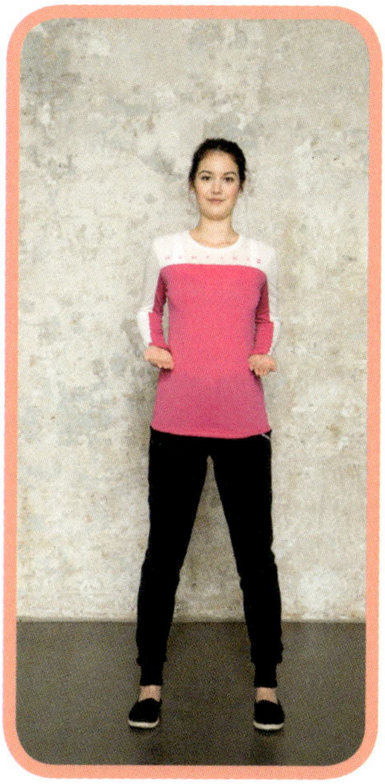
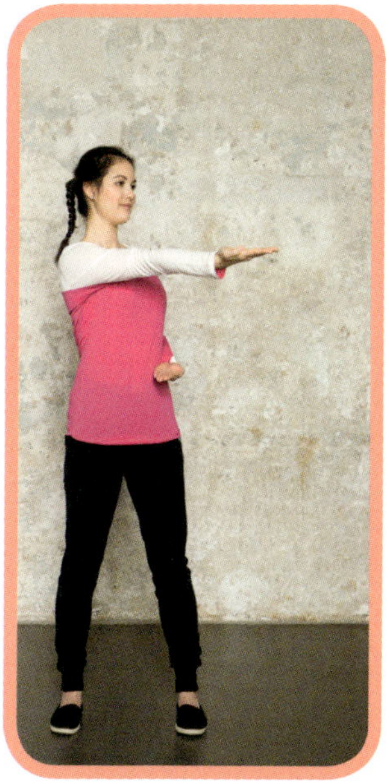
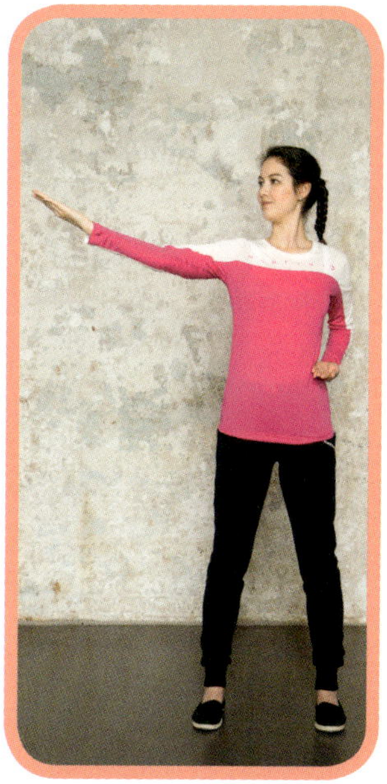
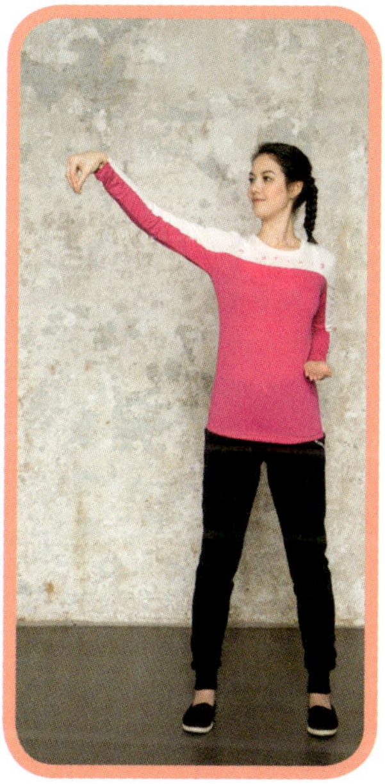
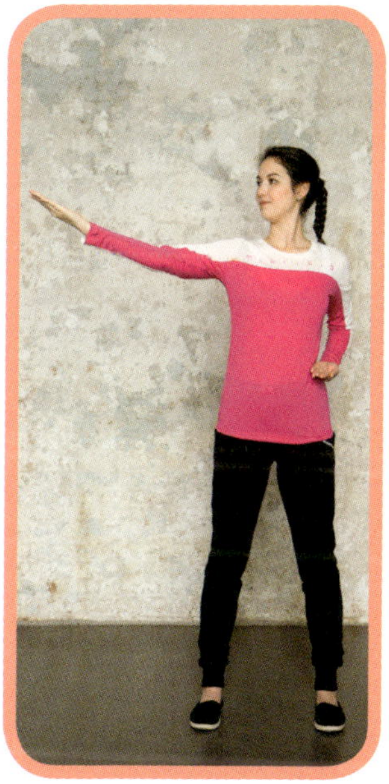
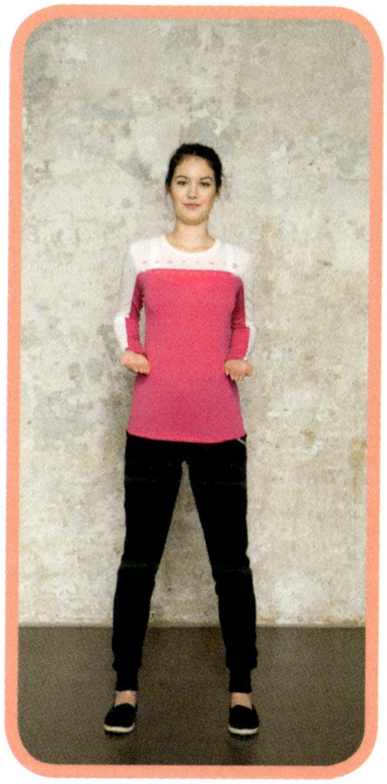

# Qi-Zen-Akupressur

Achtsamkeit bedeutet, sich im Hier und Jetzt zu konzentrieren, auf das, was innen, und das, was außen um uns herum geschieht, zu achten. Bei den folgenden Akupressurtipps ist es gut, wenn Sie nur für sich sind und die Akupressur achtsam ausüben.

## Perikard 6 – das innere Tor

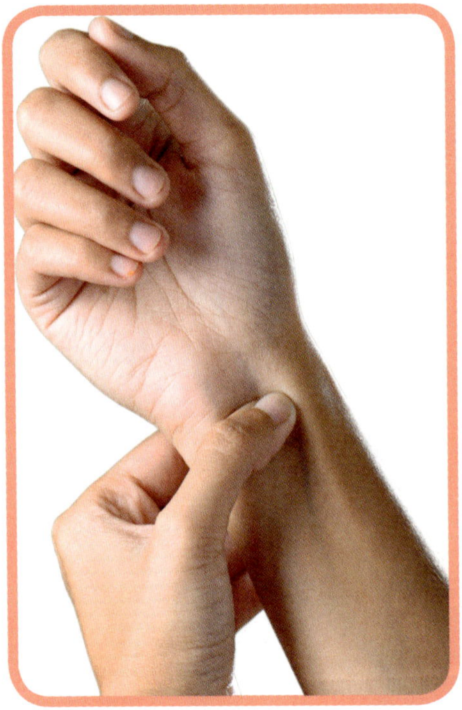

Das »innere Tor« liegt in der Mitte des Unterarmes, drei Fingerbreit von der Handgelenksbeugefalte entfernt. Drücken Sie den Punkt sanft mit einem Daumen gegen den Uhrzeigersinn.

**Dauer:** ca. 30–40 Sekunden
**Wirkung:** beruhigt den Geist, hilft bei Schlaflosigkeit, Unruhe, Übelkeit

## Nierenmeridian 1 – sprudelnde Quelle

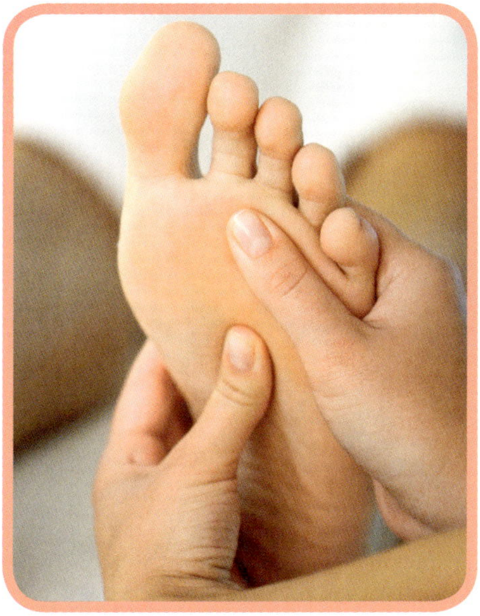

Den Meridian finden Sie in der Mitte der Fußsohle zwischen dem zweiten und dritten Mittelfußknochen. Drücken Sie den Punkt kräftig mit einem Daumen im Uhrzeigersinn.

**Dauer:** ca. 30–40 Sekunden
**Wirkung:** wirkt entspannend, zentriert, hilft bei Kopfschmerzen und Abgeschlagenheit
**Hinweis:** Während der Schwangerschaft nicht anwenden!

## Herzmeridian 9 – kleine Verbindungsstraße

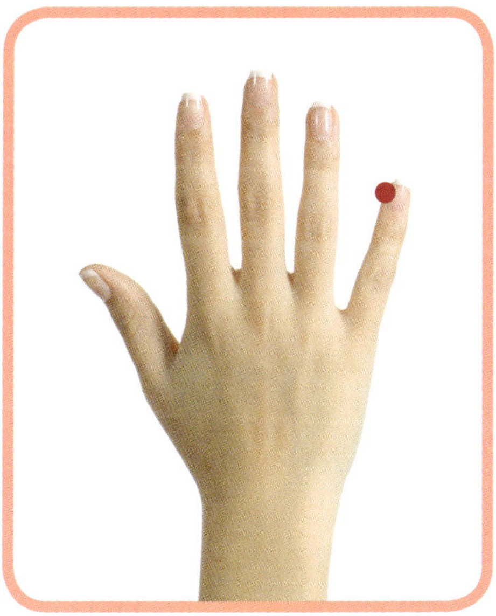

Der Meridian liegt an der Innenseite des kleinen Fingers am Nagelfalzwinkel. Drücken Sie den Punkt innen am kleinen Finger sanft mit einem Daumen gegen den Uhrzeigersinn.

**Dauer:** ca. 30–40 Sekunden
**Wirkung:** wirkt entspannend, beruhigt den Geist, Lebensfreudepunkt, spendet neue Energie

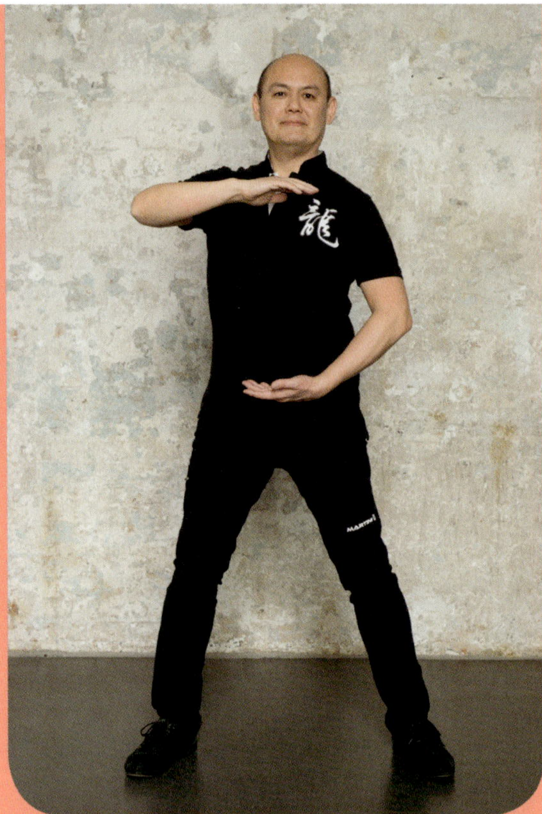

# AprezQi – Fitness für Fortgeschrittene

Die folgenden gesundheitsfördernden Übungen sind anspruchsvoller und eignen sich für Fortgeschrittene, die bereits die vorherigen Qi-Fitness-Übungen kennen. Diese Übungen fördern insbesondere das Koordinationsvermögen und die Ausdauer.

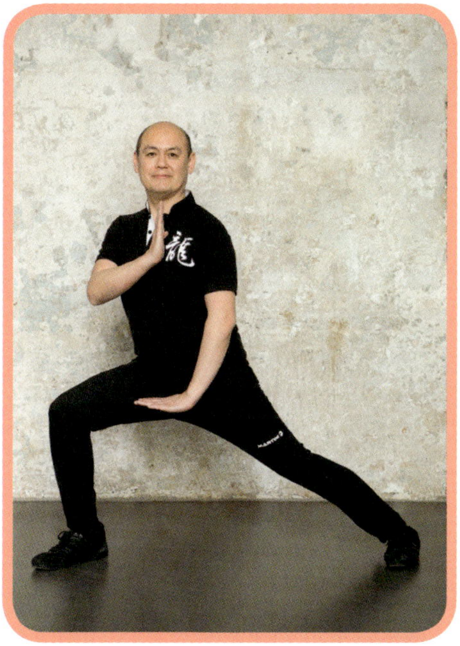

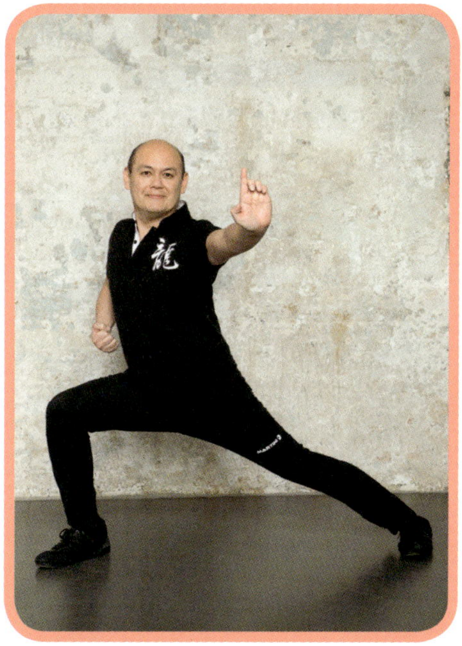

## Tiger

1. Gehen Sie in einen seitlichen Ausfallschritt und verlagern Sie das Gewicht nach rechts. Der linke Arm befindet sich zwischen den Oberschenkeln, dabei stemmt die Handinnenfläche gedanklich den Boden. Die rechte Hand ist in einer halben Gebetshaltung vor dem Solarplexus.
2. Strecken Sie mit dem linken Arm die Zen-Hand, die rechte Faust berührt das Becken. Dann wechseln Sie die Richtung.

**Dauer:** 8 × links, 8 × rechts
**Wirkung:** kräftigt die Arm- und Beinmuskulatur, fördert die Koordination und Standfestigkeit

# Holy Mountain

1. Stehen Sie aufrecht, die Füße sind geschlossen. Drehen Sie den Oberkörper etwas nach links, parallel strecken Sie beide Arme nach vorn aus, wobei die Handrücken zueinander zeigen.
2. Ziehen Sie die Hände zum Becken, die linke Fußspitze setzt neben dem rechten Fuß auf.
3. Strecken Sie beide Arme nach vorn aus und machen Sie einen Ausfallschritt, wobei das rechte Bein gestreckt und das linke Bein gebeugt ist.
4. Kreuzen Sie das linke Bein hinter dem rechten Bein und gehen Sie langsam in die Kniebeuge.
5. Kommen Sie in den sogenannten Xie-Bu-Sitz, die Arme sind in der Gebetshaltung vor dem Körper.

**Dauer:** 6 × links, 6 × rechts
**Wirkung:** löst Verspannungen im Schulterbereich, stärkt die Wirbelsäule, kräftigt die Oberschenkelmuskulatur, schult die Koordination

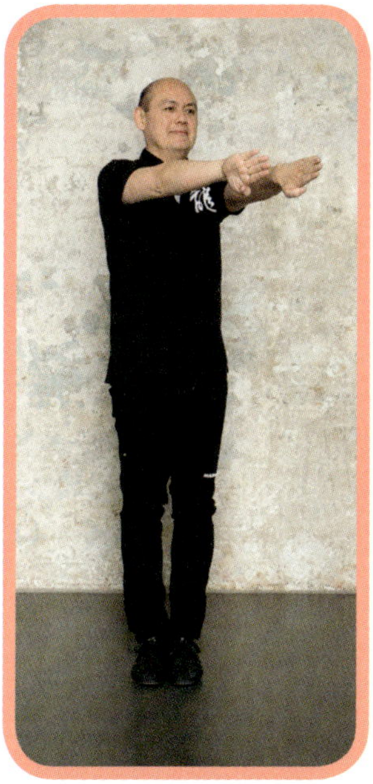

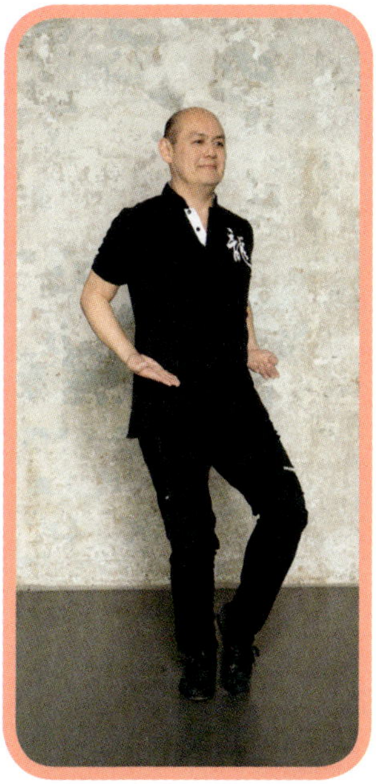

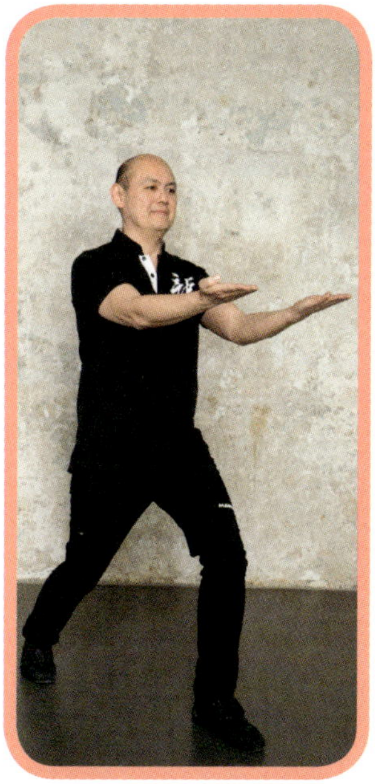

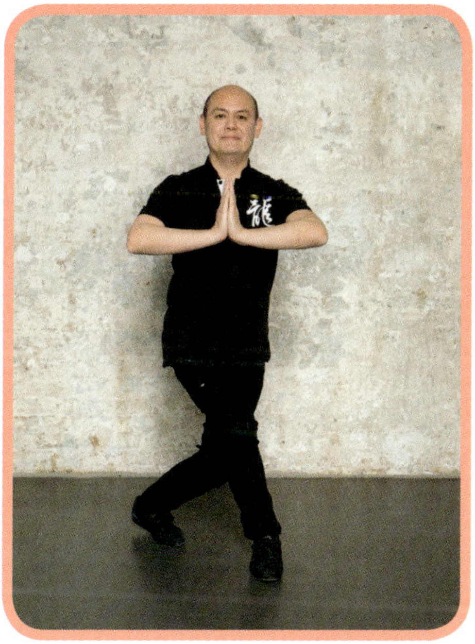

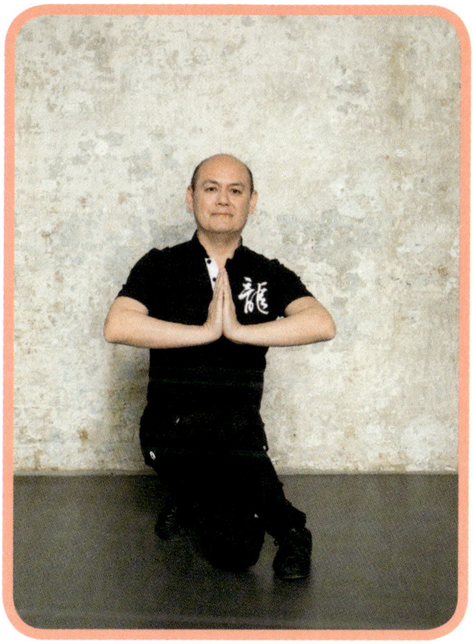

## Cloud Hands

1. Sie stehen im schulterbreiten Stand, die Augen sind geradeaus gerichtet. Gedanklich halten Sie einen Ball.
2. Verlagern Sie das Gewicht auf das rechte Bein. Bewegen Sie die linke Hand im Bogen am Bauch vorbei und gleichzeitig die rechte Hand nach unten.
3. Drehen Sie den Oberkörper langsam nach links und verlagern Sie das Körpergewicht auf das linke Bein. Bewegen Sie die Arme am Körper vorbei, als ob Sie eine Wolke schieben würden.
4. Bewegen Sie die Arme entgegengesetzt wieder auf und ab und verlagern Sie das Gewicht auf das andere Bein.

**Dauer:** 12 × links, 12 × rechts
**Wirkung:** entlastet die Lendenwirbelsäule, fördert die mentale Entspannung, Überkreuzübung stärkt die Koordinationsfähigkeit

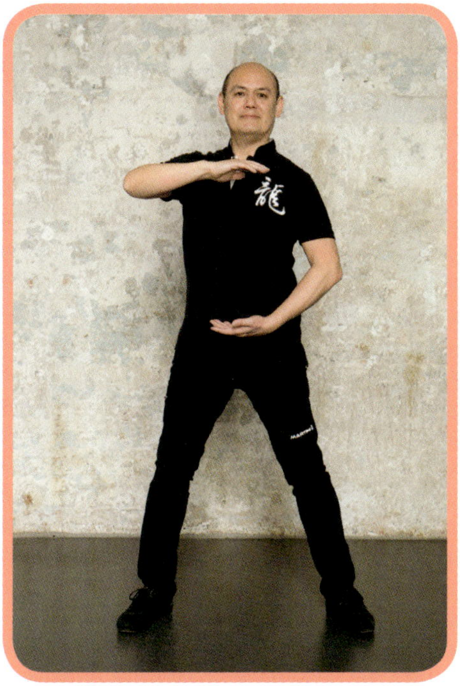
龍

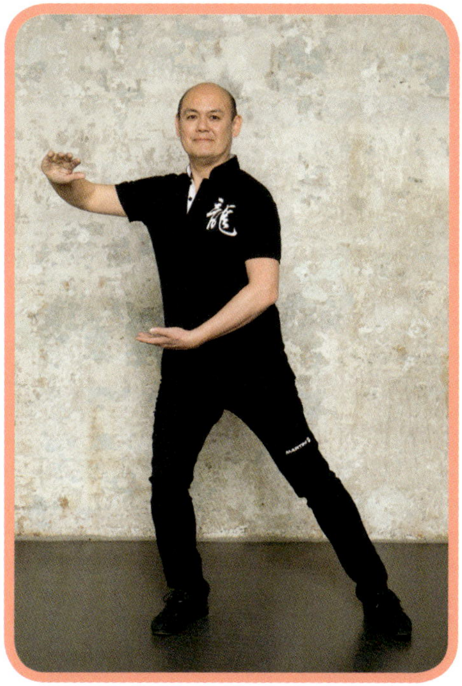
龍

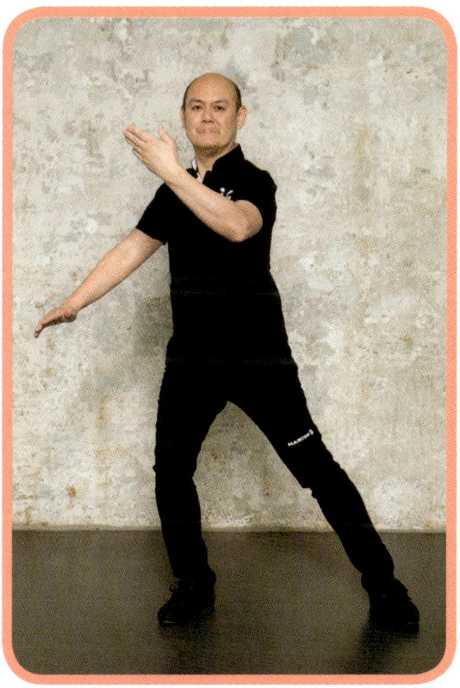

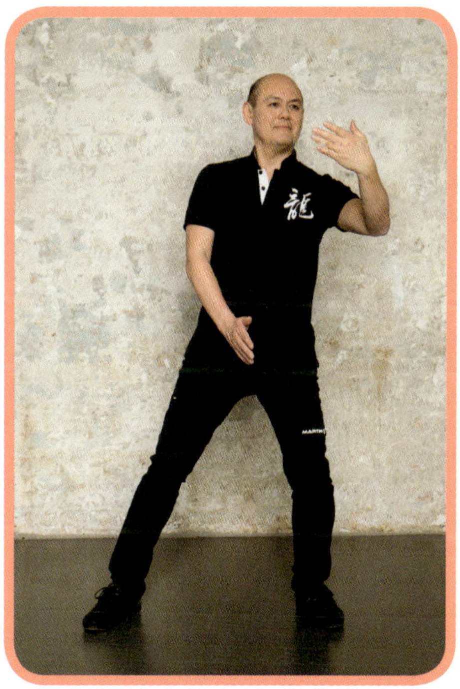
龍

# Zen Bow in Cross Stance

1. Stehen Sie aufrecht und schulterbreit, beide Arme sind angewinkelt, mit »leeren Händen« vor der Brust.
2. Kreuzen Sie das linke Bein vor dem rechten Bein und setzen Sie sich in den sogenannten Xie-Bu-Stance.
3. Spannen Sie einen imaginären Bogen, indem Sie die rechte Hand zur Faust ballen und mit dem linken Arm den Bogen halten. Mit der Zen-Hand fokussieren Sie das Ziel.
4. Kommen Sie in die Ausgangsposition zurück und wechseln Sie die Richtung.

**Dauer:** 4 × links, 4 × rechts
**Wirkung:** stärkt Hüften und Nieren sowie die Konzentrationsfähigkeit, kräftigt die Brust-, Schulter- und Armmuskulatur

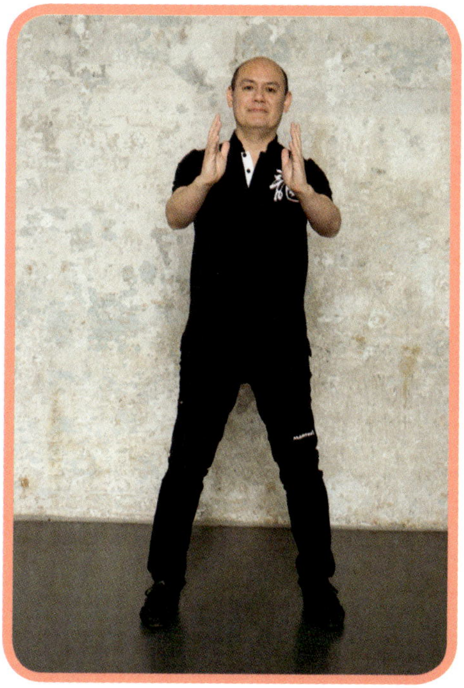

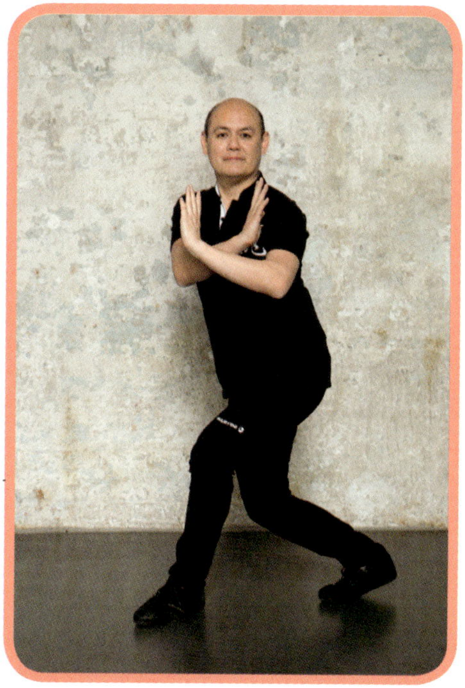

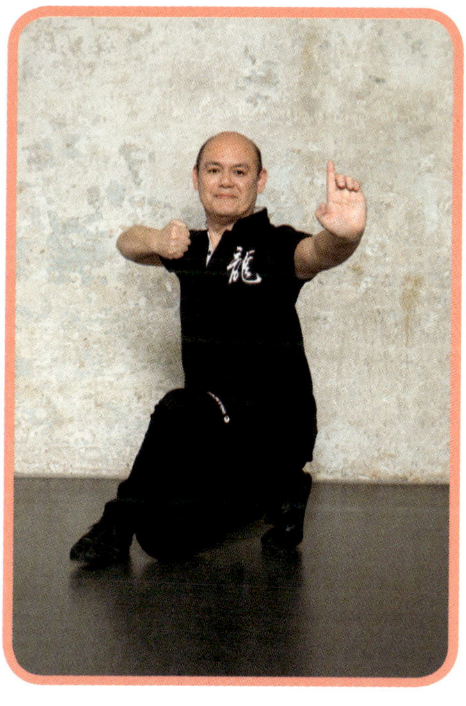

# Phönix

1. Stehen Sie im schulterbreiten Stand, die Knie sind leicht gebeugt. Strecken Sie die Hände nach vorn in Herzhöhe, als würden Sie einen imaginären Baum umfassen. Konzentrieren Sie sich auf die beiden Handmitten, die sogenannten Laogong-Meridianpunkte (Herzbeutelmeridian 8), die auch als Fokus für den Energiefluss, sowohl bei der Qi-Führung als auch beim Sammeln des Qi, zuständig sind.
2. Beim Einatmen schwingen Sie die Arme nach außen.
3. Beim Ausatmen klopfen Sie mit dem Dickdarm-4-Meridian der rechten Hand auf das Energiezentrum unterhalb des Bauchnabels und mit dem Dickdarm-4-Meridian der linken Hand in gleicher Höhe am Rücken.
4. Kehren Sie in die Ausgangsposition zurück und wechseln Sie zur anderen Seite. Der Blick bleibt nach vorn gerichtet.

**Dauer:** 4 × links, 4 × rechts
**Wirkung:** Innere Zufriedenheit wird durch die Aufmerksamkeit auf folgende Meridiane erreicht: Herzbeutelmeridian 8, Herzbeutelmeridian 9, Herzmeridian 7 und Herzmeridian 9. Die schwungvollen Bewegungen der Arme beleben und vitalisieren den Körper. Sie fühlen die Energie und Stärke eines glücklichen und stolzen Phönix.

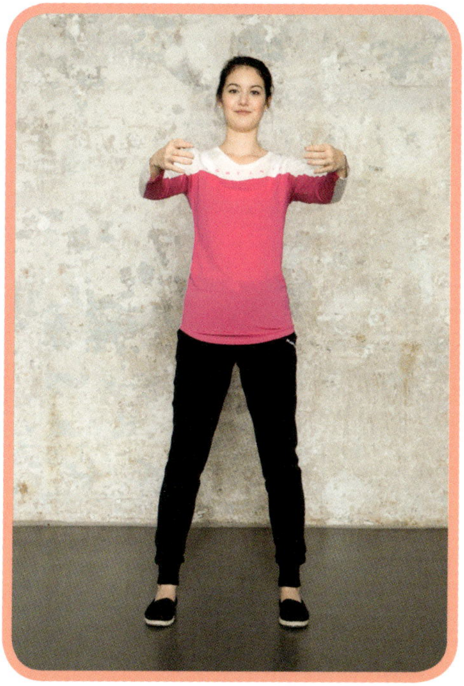

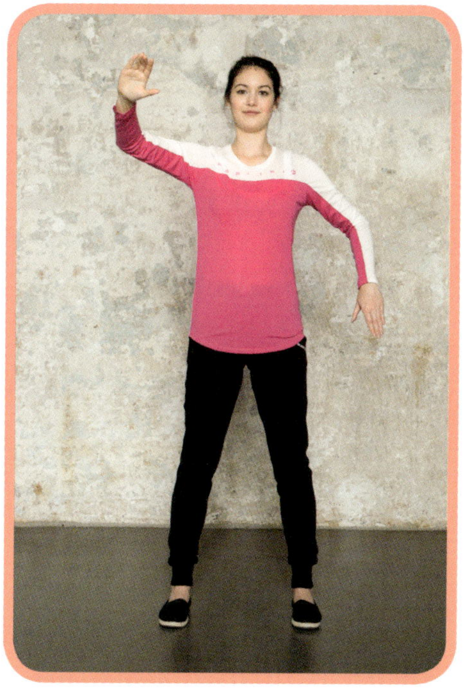

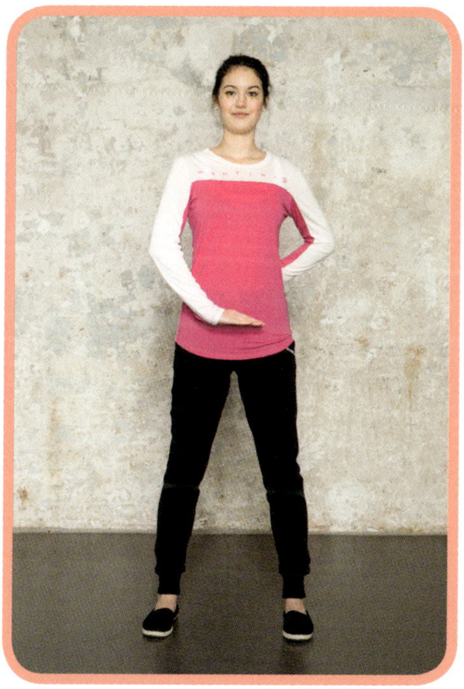

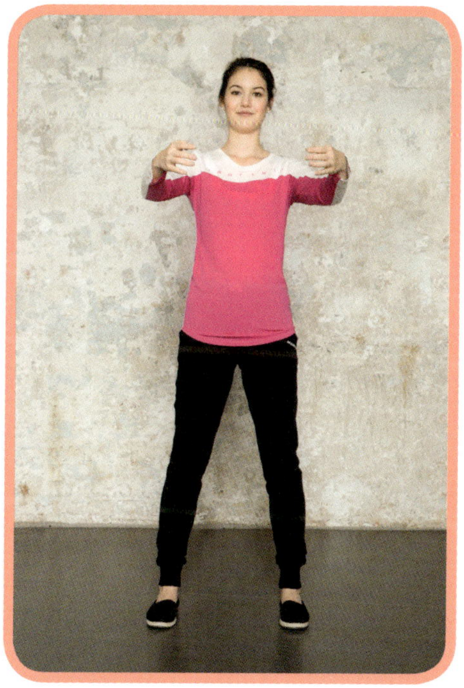

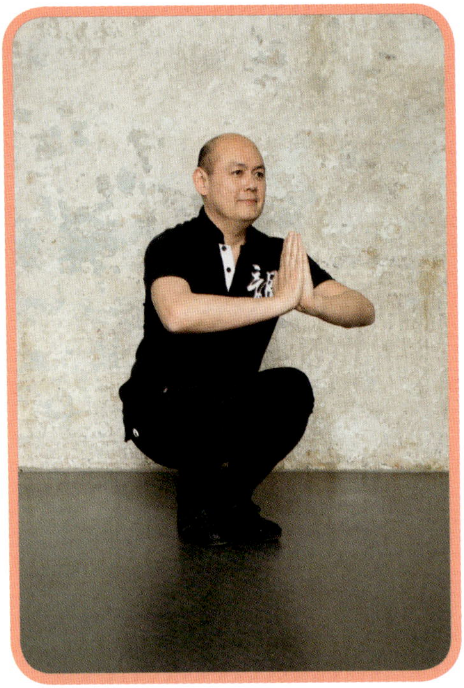

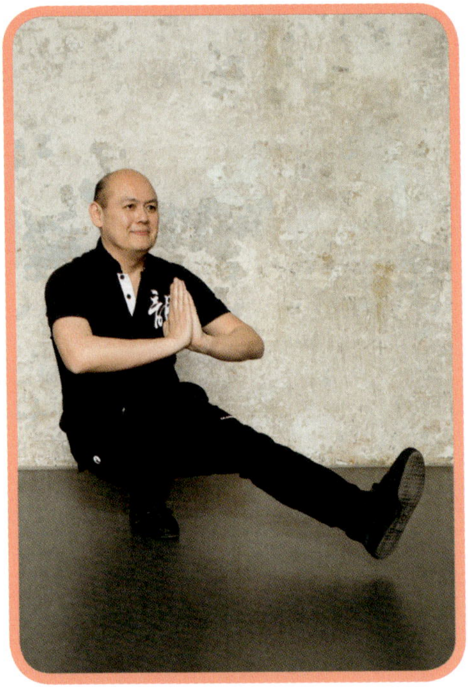

## Power (Wo)Man

1. Gehen Sie in die Hocke.
2. Lassen Sie die rechte Fußsohle auf dem Boden und strecken Sie das linke Bein aus, sodass es sich ungefähr drei Zentimeter vom Boden abhebt. Die Hände sind in der Gebetshaltung.
3. Wechseln Sie die Position. Für diejenigen, die die Ferse nicht auf den Boden stellen können, bietet sich ein Yogablock als Hilfestellung an.

**Dauer:** 4 × links, 4 × rechts
**Wirkung:** kräftigt die Beinmuskulatur und den unteren Rücken, schult das Gleichgewicht

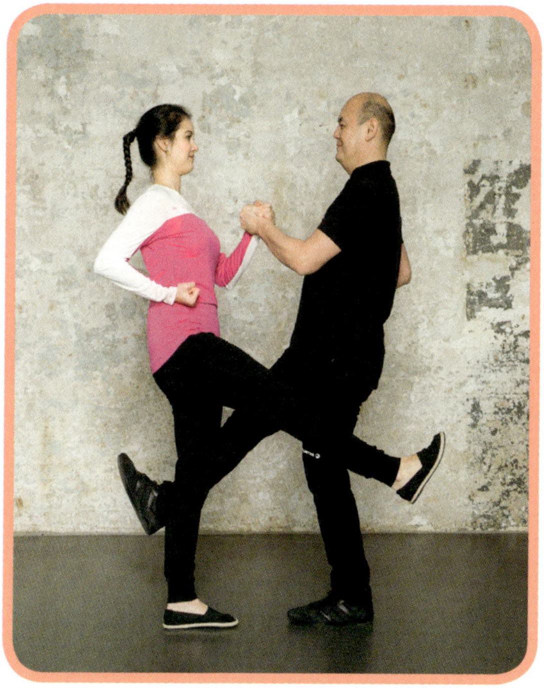

## Power (Wo)Man mit Partner

1. Sie stehen Ihrem Partner gegenüber und halten sich mit der linken Hand fest. Die rechte Hand bildet eine Faust und liegt am Becken.
2. Strecken Sie jeweils das rechte Bein aus. Fortgeschrittene können diese Übung auch tief in der Hocke ausführen.

Dauer: 8 × links, 8 × rechts
Wirkung: fördert das Gleichgewicht, stärkt die Arme und die Beinmuskulatur, schult Koordination und Empathie

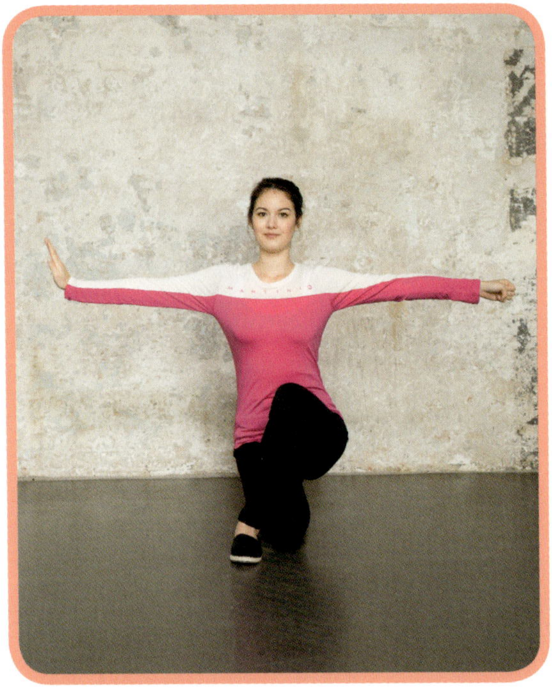

# Jade

1. Begeben Sie sich in den sogenannten Xie-Bu-Sitz, das linke Bein wird vor dem rechten Bein gekreuzt.
2. Strecken Sie beide Arme seitlich aus, wobei die rechte Hand »leer« ist und die linke Hand eine Faust bildet.

**Dauer:** 30 Sekunden halten
**Wirkung:** fördert Beweglichkeit, Koordination und Ausdauer, kräftigt die Rückenmuskulatur

# Three Treasures

1. Stehen Sie in einem aufrechten und hüftbreiten Stand, die Knie sind etwas gebeugt. Die Hände halten Sie vor dem Körper. Die Handinnenflächen zeigen nach oben, die Finger berühren sich nicht.
2. Heben Sie einatmend die Hände langsam bis zum Kinn. Drehen Sie die Hände vor dem Gesicht um und bewegen Sie sie mit der Ausatmung nach unten. Das ist der erste Schatz.
3. Beim nächsten Einatmen bewegen Sie beide Arme bis zum Solarplexus, schieben ausatmend die Hände vorwärts und zur Seite. Das ist der zweite Schatz.
4. Beim nächsten Einatmen heben Sie im Halbkreisbogen beide Arme nach oben, das ist der dritte Schatz.
5. Senken Sie die Arme beim Ausatmen langsam wieder vor dem Gesicht. Zum Abschluss legen Sie beide Hände übereinander auf das untere Dantian [siehe Seite 73] und sammeln das Qi.

**Dauer:** 4–6 × wiederholen
**Wirkung:** beruhigt den Atem, aktiviert den Parasympathikus und wirkt beruhigend auf das Nervensystem, senkt Lampenfieber vor wichtigen Terminen

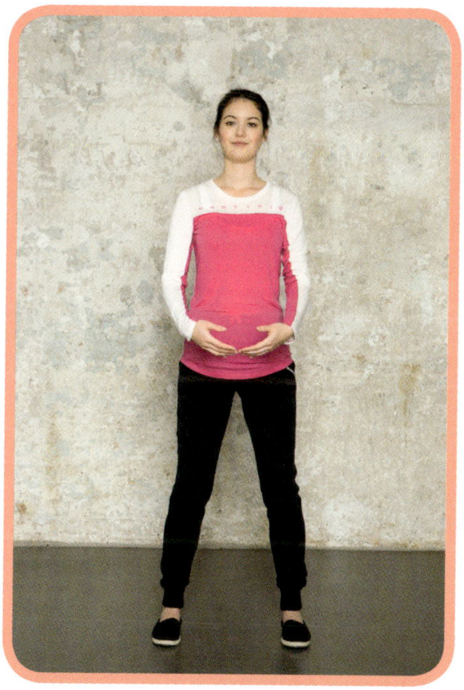

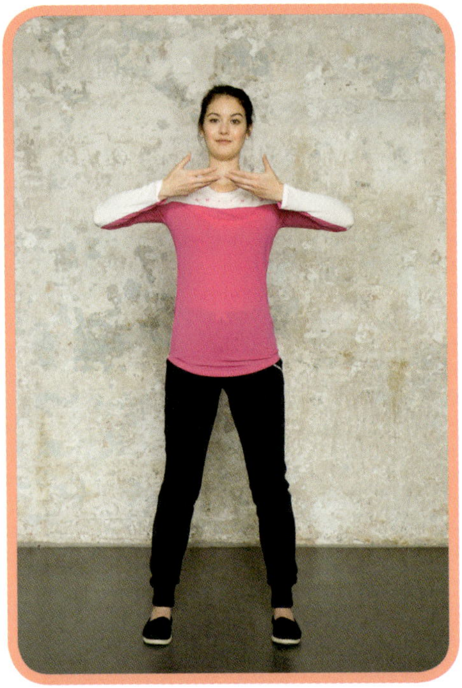

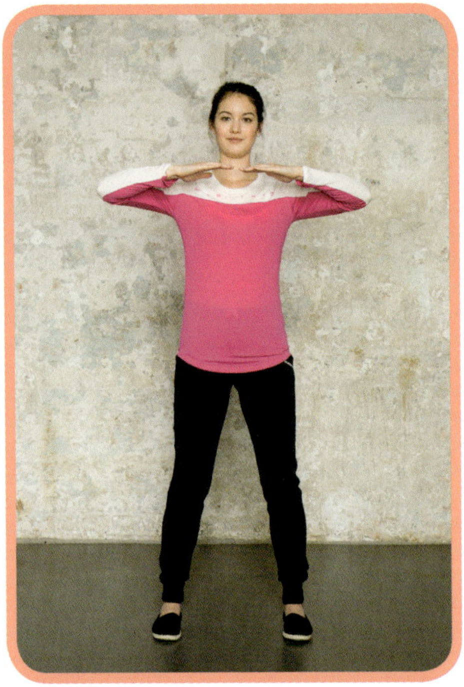

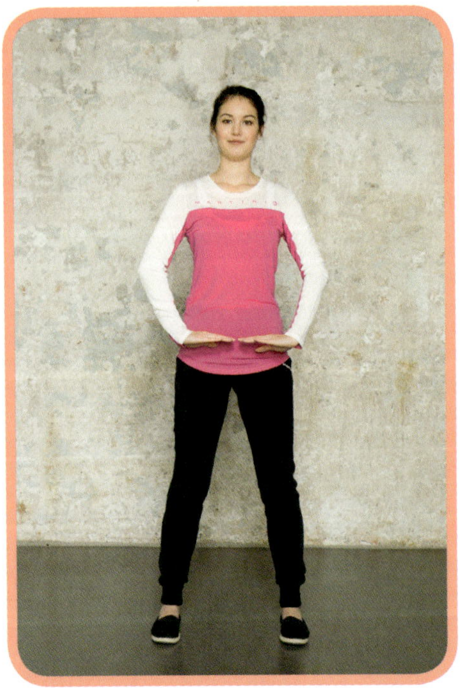

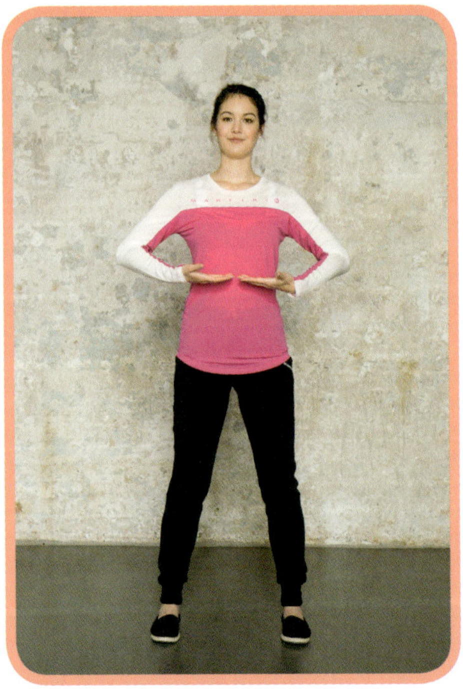

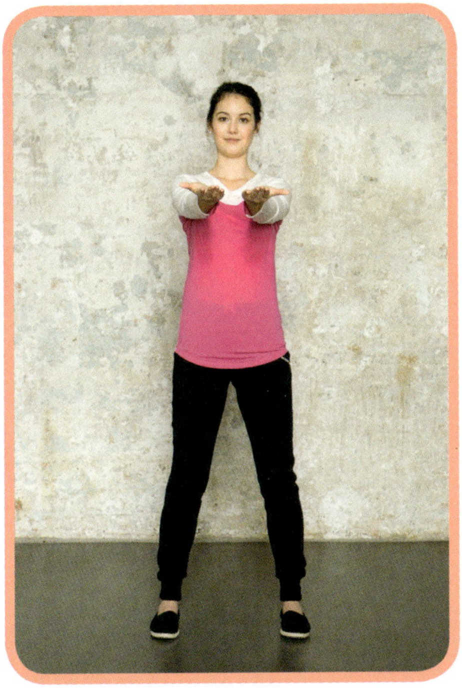

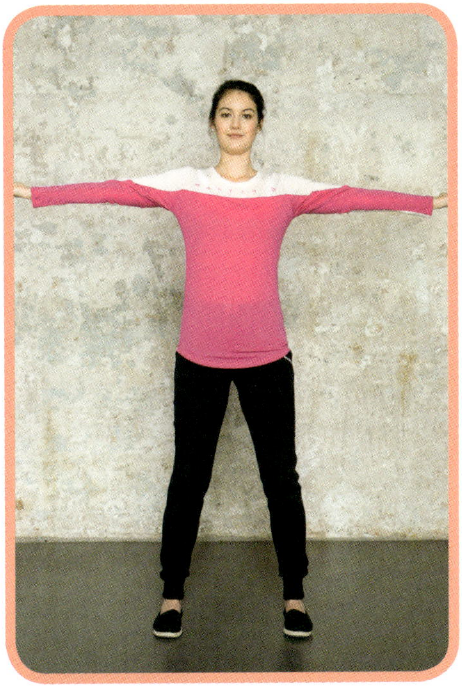

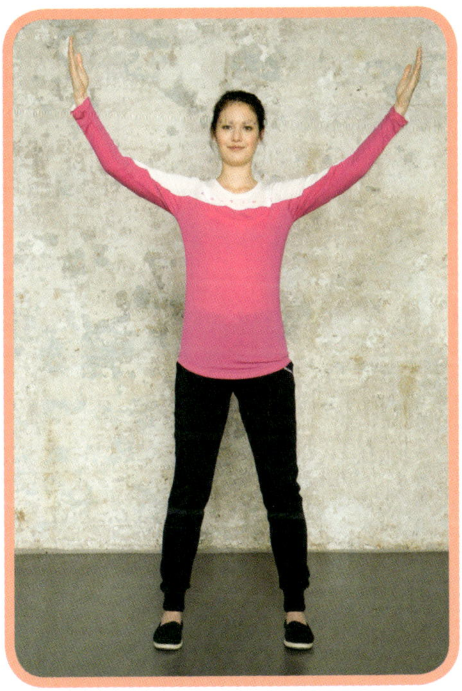

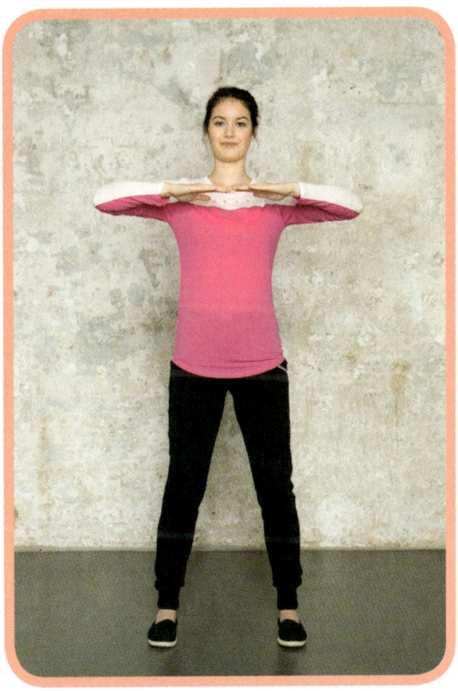

# Mein 5-Minuten-Super-Qi-Fitness-Programm

Im alpinen Skisport ist die Strecke beim Super-G kürzer als bei der Abfahrt, jedoch technisch anspruchsvoller. Mit meinen Super-Qi-Fitness-Übungen möchte ich Ihnen meinen Fahrplan vorstellen, das bedeutet, meine besten Übungen für meinen täglichen Erfolg. Mein Motto ist: Weniger ist mehr, und wie schon Bruce Lee gesagt hat: »Ich habe keine Angst vor einem Gegner, der 1000 Techniken beherrscht, ich habe Angst vor einem Gegner, der eine Technik 1000-mal übt.« Wenn Sie die vorgestellten Übungen regelmäßig üben, dann werden auch Sie Meister Ihres Alltags!

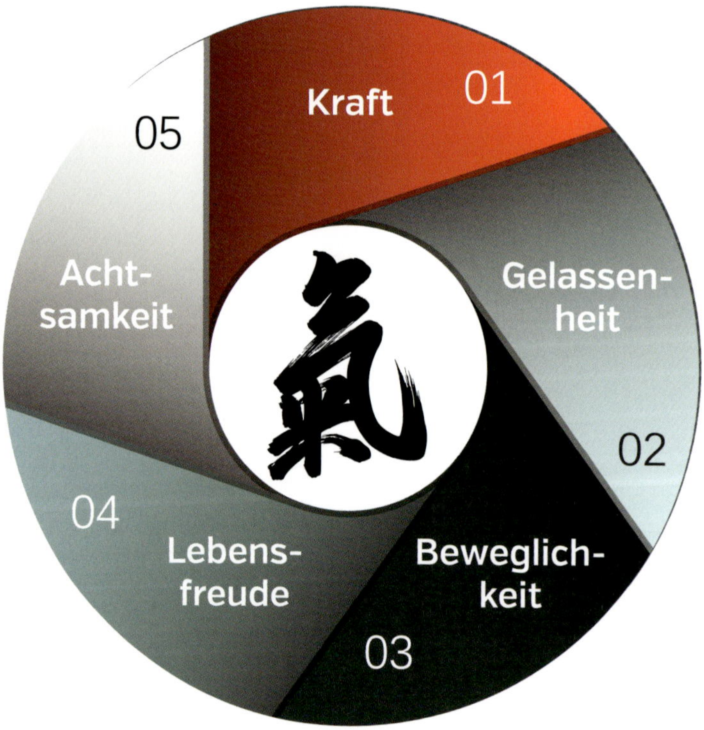

## Super-Qi – meine 5-Minuten-Top-Ten

1. 2 × 15 Sekunden Meridianklopfen MA 36 (siehe Seite 77) und BL 40 (siehe Seite 76)
2. 30 Sekunden Flower Power (siehe Seite 80)
3. 30 Sekunden The Powerful Crane (siehe Seite 88)
4. 30 Sekunden Power Mabu (siehe Seite 92)
5. 30 Sekunden Sprinter (siehe Seite 87)
6. 30 Sekunden Butterfly (siehe Seite 114)
7. 30 Sekunden Cloud Hands (siehe Seite 150)
8. 30 Sekunden Three Treasures (siehe Seite 159)
9. 60 Sekunden Wu Wei (siehe Seite 134)
10. 1 × Ich bin topfit (siehe Seite 82)

»Ein Weg wird erst dann ein Weg, wenn einer ihn geht.«
*Chuang-Tzu*

# Schlusswort

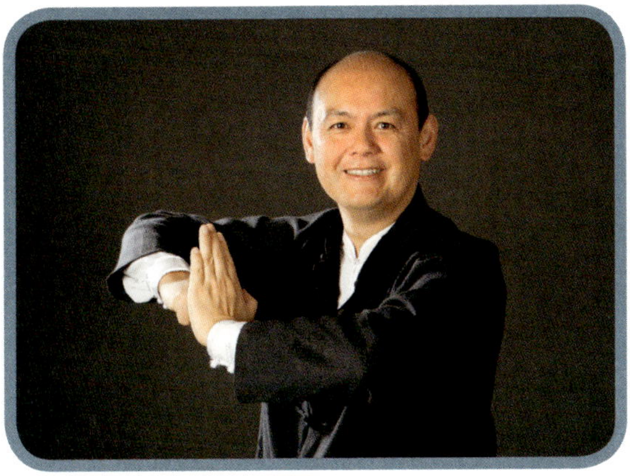

Gesundheit und eine positive Lebenseinstellung sind die Grundlagen für privaten und beruflichen Erfolg. Ohne Vitalität und individuellen Ausgleich fühlen wir uns schnell ausgepowert, müde und schlapp. Dabei ist es einfach, sein persönliches Wohlbefinden mit kurzen Aktivpausen effektiv zu steigern und jeden Tag etwas Gutes für sich und seinen Körper zu tun. Denn: »Nur wer sich bewegt, der kann etwas bewegen.«

Um erfolgreich zu sein, benötigt man ein Ziel, die nötige Entscheidungskraft und das Vertrauen in seine eigenen Fähigkeiten. Doch wer sein Leben allein nach den beruflichen Perspektiven oder den Anforderungen der anderen ausrichtet und seine eigenen Bedürfnisse zurückstellt, verliert an Energie und Fitness. Achten Sie in Ihrem Alltag auf eine ausgewogene Ernährung, ausreichende Bewegung und wohldosierte Erholungspausen. Der Weg ist das Ziel. Erst wenn Sie ein Ziel haben, können Sie auch Ihren Weg gehen. In diesem Sinne wünsche ich Ihnen viel Qi und gutes Gelingen auf Ihrem Weg.

**»Du behältst deine äußere Kraft, wenn du beständig deine innere Ruhe trainierst.«**

# Übungsverzeichnis

## Qi-Fitness-Basics



## Start in den Tag mit Qi-Fitness



## Qi-Fitness für volle Power

## Qi-Fitness fürs Büro



## Qi-Fitness für den Nacken

## Qi-Fitness für den Rücken



## Qi-Zen zur Entspannung und Entschleunigung



## Aprez-Qi – Fitness für Fortgeschrittene

# Weiterführende Literatur

Cheung, Awai: *30 Minuten Business Qigong.* Gabal Verlag, 2012

Cheung, Awai: *Die Qi-Formel – Die 5 Geheimnisse der inneren Zufriedenheit.* Gräfe und Unzer, 2010

Ding, Dr. Ding: *Die 5 Geheimnisse des Shaolin.* Kailash, 2014

Esch, Prof. Dr. Tobias: *Der Selbstheilungscode: Die Neurobiologie von Gesundheit und Zufriedenheit.* Goldmann Verlag, 2018

Kolster, Bernard C.: *Atlas der Akupressur.* KVM Verlag, 2013

Leve, Jonas; Ronnefeldt, Manuel: *Von Null auf Omm.* mvg Verlag, 2018

Reininger, Dr. Manfred: *Zeit für Akupunktur.* Eigenverlag, 2008

Schenker, Annika: *Dalai Lama.* riva, 2016

Sun, Bo; Wilhelms, Theresia: *Das TCM-Kochbuch.* Sun Verlag, 2017

# Dank

Den vielen Menschen, die mich auf meinem Weg begleitet haben, danke ich für ihre Inspiration, Mitwirkung und Motivation. Sie haben mir geholfen, der Mensch zu werden, der ich heute bin. Ganz besonders danke ich meinen Eltern, Lehrmeistern und den vielen Qigong-Schülerinnen und -Schülern, die mich in all den Jahren unterstützt haben. Lob und Dank auch an meine wunderbare Tochter Mei Li, mit der ich ein tolles Fotoshooting machen durfte. Dank auch an meine Schwester Eva Cheung für ihre Ideen und Tipps. Weiterhin bedanke ich mich bei meiner Partnerin Helga Schörgendorfer, die mir Mut macht, meine Ziele zu verfolgen, bei der Firma Martini Sportswear GmbH und bei Katharina May vom riva Verlag, die zur Realisierung dieses Buches maßgeblich beigetragen hat.

# Über den Autor

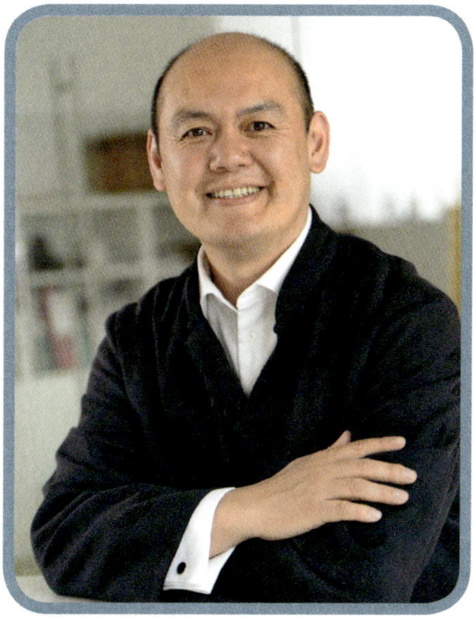

Awai Cheung ist Bestsellerautor und Experte für asiatische Bewegungskünste und nachhaltige Gesundheitsprävention. Als Professional Speaker gibt er den Teilnehmern auf Tagungen und Kongressen in seinen interaktiven Vorträgen neue Impulse für ihre Arbeit und versteht es, seine Zuhörer auf humorvolle Weise zu begeistern und zu fesseln. Er arbeitet erfolgreich mit namhaften Spitzenunternehmen, Personalentwicklern, Ärzten und Kliniken zusammen. Im Mittelpunkt seiner Arbeit stehen praxisbezogene Übungen für mehr Achtsamkeit, Leistungskraft und Gesundheit. Darüber hinaus hat Awai Cheung einen Lehrauftrag und ist seit mehr als 25 Jahren als Experte weltweit unterwegs.

Mehr über ihn auf seiner Website www.Qi-Formel.de

Haben Sie Fragen an Awai Cheung oder interessieren Sie sich für eine Ausbildung zum Qi-Fit-Coach? Sie können Awai Cheung auch als Redner für Ihre Tagungen, Seminare oder Kongresse buchen. Schreiben Sie Ihre Anfrage an folgende E-Mail-Adresse: info@awaicheung.de.